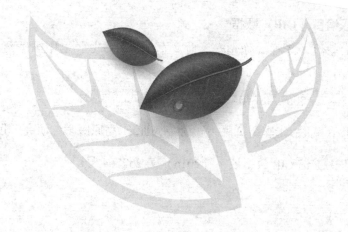

早期生命救治

荣誉主编　公保才旦

主　　编　李　祥　陈光安　俞文军

副主编　郑名辉　李　虹　王　云

中国医药科技出版社

图书在版编目（CIP）数据

早期生命救治 / 李祥．陈光安．俞文军主编 .—北京：中国医药科技出版社，2017.10

ISBN 978 – 7 – 5067 – 8740 – 6

Ⅰ. ①早… Ⅱ. ①李…②陈…③俞… Ⅲ. ①高原医学 – 研究 Ⅳ. ①R188

中国版本图书馆 CIP 数据核字（2016）第 252764 号

美术编辑 陈君杞

版式设计 麦和文化

出版 中国医药科技出版社

地址 北京市海淀区文慧园北路甲 22 号

邮编 100082

电话 发行：010 – 62227427 邮购：010 – 62236938

网址 www.cmstp.com

规格 710×1000mm $^1/_{16}$

印张 16 $^1/_2$

字数 225 千字

版次 2017 年 10 月第 1 版

印次 2017 年 10 月第 1 次印刷

印刷 三河市国英印务有限公司

经销 全国各地新华书店

书号 ISBN 978 – 7 – 5067 – 8740 – 6

定价 **48.00 元**

编委会

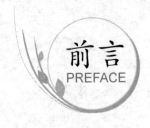

前言
PREFACE

　　为了维护患者生命健康，多年来，广大医务工作者高度关注早期生命的救治与预防工作，因为早期救治在守护患者生命健康中尤为重要。早期生命救治从病痛到濒危，从创伤到濒危的时限狭窄，而在这狭窄的"时间窗"所采取的任何措施都应视为"生命早期救治"。

　　基于早期生命的救治，为生命增加筹码，我们作为医务工作者，从平时做起，从点滴积累，成就了此书的出版。

　　《早期生命救治》这本书，共有十一个章节，内容涉及生命危象的识别"八大征象""八大体征"、神经系统危象识别、呼吸系统危象识别及妇产科、儿科、特殊疾病危象等等。

　　全书以全新的视角论及早期生命救治的每个焦点问题，不仅具有理论性和学术性，也具有较强的可读性，彰显了参与此书编纂的专家及医生爱岗敬业的精神和珍爱生命的光辉人性，确立了辨证论治的思想为早期生命救治的重要理论支柱之一。

　　大医精诚，精在医理，诚在医道；大医精诚，精在医术，诚在医德，医学的发展变化以诸多白衣天使的爱岗敬业、挚爱医疗科研事业之精神有着莫大的关系。《早期生命救治》这本指导性读本，早期生命救治工作便有了明晰的引领与借鉴。特别感谢青海省人民医院对于本书的出版给予的帮助和支持。

　　医学发展迅速，本书虽经多次审读，也还有些疏漏，请读者斧正！

编者
2017 年 3 月

目录

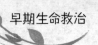

第一章
生命危象的识别
——八大征象

第一节 休 克

一、概念

休克（shock）是机体由于各种严重致病因素引起的急性有效循环血量不足导致的以神经－体液因子失调与急性循环障碍为临床特征的临床综合征。这些致病因素包括大出血、创伤、中毒、烧伤、窒息、感染、过敏、心脏功能衰竭等。

二、分类

1. 低血容量性休克

体内或血管内大量血液丢失（内出血或外出血），失水、失血浆等原因使血容量突然减少所致的休克。可分为失血性休克、创伤性休克、烧伤性休克。

失血性休克：是指因大量失血，迅速导致有效循环血量锐减而引起周围循环衰竭的一种综合征。一般15min内失血少于全血量的10%时，机体可代偿。若快速失血量超过全血量的20%左右，即可引起休克。

烧伤性休克：大面积烧伤，伴有血浆大量丢失，可引起烧伤性休克。休克早期与疼痛及低血容量有关，晚期可继发感染，发展为感染性休克。

创伤性休克：这种休克的发生与疼痛和失血有关。

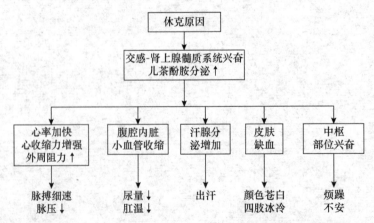

2. 感染性休克

临床上最常见的休克类型之一，临床上以 G⁻杆菌感染最常见。根据血流动力学的特点又分为低动力休克（冷休克）和高动力性休克（暖休克）两型。

3. 过敏性休克

已致敏的机体再次接触到抗原物质时，可发生强烈的变态反应，使容量血管扩张，毛细血管通透性增加并出现弥散性非纤维蛋白血栓，血压下降、组织灌注不良可使多脏器受累。

4. 神经源性休克

交感神经系统急性损伤或被药物阻滞可引起影响的神经所支配的小动脉扩张，血容量增加，出现相对血容量不足和血压下降；这类休克预后好，常可自愈。

5. 心源性休克

此类休克是指心脏功能受损或心脏血流排出道受损引起的心排出量快速下降而代偿性血管快速收缩不足所致的有效循环血量不足、低灌注和低血压状态。心源性休克包括心脏本身病变、心脏压迫或梗阻引起的休克。

三、引发休克的常见疾病

外伤性疾病：开放性创伤导致的失血、上消化道大出血等、颅内出血、腹腔内出血、后腹膜出血、胸部穿透性创伤引起的张力性气胸、心包压塞、上下腔静脉梗阻、严重创伤导致的脊髓损伤、脊髓麻醉。

内科疾病：心脏疾病进行性恶化或急性心脏病变（急性心肌梗死、心瓣膜或室间隔破裂等）。

外科疾病：大量腹水或胸水、重症急性胰腺炎的大量渗出、机械性肠梗阻、喉头水肿、支气管痉挛、支气管出血、肺水肿。

其他疾病：药物、食物或虫蛇咬伤等。

休克是临床上常见的紧急情况，应该抓紧时间进行救治，在休克早期进行有效的干预，控制引起休克的原发病因，遏止病情发展，有助于改善病人的预后。

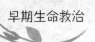

四、一般紧急治疗

通常取平卧位，必要时采取头和躯干抬高 20°~30°、下肢抬高 15°~20°，以利于呼吸和下肢静脉回流同时保证脑灌注压力；保持呼吸道通畅，并可用鼻导管法或面罩法吸氧，必要时建立人工气道，呼吸机辅助通气；维持比较正常的体温，低体温时注意保温，高温时尽量降温；及早建立静脉通路，可用药维持血压。尽量保持病人安静，避免人为的搬动，可用小剂量镇痛、镇静药，但要防止呼吸和循环抑制。

五、病因治疗

休克几乎与所有临床科室都有关联，各型休克的临床表现及中后期的病理过程也基本相似，但引起休克的原因各异，根除或控制导致休克的原因对阻止休克的进一步发展十分重要，尤其某些外科疾病引起的休克，原发病灶大多需手术处理。治疗原则应该是：尽快恢复有效循环血量，对原发病灶作手术处理。即使有时病情尚未稳定，为避免延误抢救的时机，仍应在积极抗休克的同时进行针对病因的手术。

六、扩充血容量

大部分休克治疗的共同目标是恢复组织灌注，其中早期最有效的办法是补充足够的血容量，不仅要补充已失去的血容量，还要补充因毛细血管床扩大引起的血容量相对不足，因此往往需要过量的补充，以确保心输出量。即使是心源性休克有时也不能过于严格地控制入量，可在连续监测动脉血压、尿量和 CVP 的基础上，结合病人皮肤温度、末梢循环、脉率及毛细血管充盈时间等情况，判断所需补充的液体量，动态观察十分重要。目前补充血容量的液体种类很多，休克治疗的早期，输入何种液体当属次要，即使大量失血引起的休克也不一定需要全血补充，只要能维持红细胞压积大于 30%，大量输入晶体液、血浆代用品以维持适当的血液稀释，对改善组织灌注更有利。随着休克的逐渐控制，输入液体的种类即显得有所讲究，主要目的是防止水－电解质和酸碱平衡紊乱，防止系统和脏器并发症，维持能量代谢、组织氧合和胶体渗透压。

如何正确选择扩容剂，应遵循的原则是：时刻考虑使用液体的目的，"缺什么补什么"，按需补充。

常用扩容制剂有以下几种，可根据情况选用。

血浆代用品：如缩合葡萄糖、右旋糖酐和其他血浆代用品、403代血浆、706代血浆、血定安等，均能提高血浆胶体渗透压，增加血容量。一般用量500～1000ml/天，尽量不超过1500ml/天。羟乙基淀粉是从玉米中提取的支链淀粉，经羟乙基化而成，常用的有中分子羟乙基淀粉（贺斯）、6%分子羟乙基淀粉130/0.4（万汶）等。万汶与贺斯均同属低中分子取代组产品，其扩容能力可维持8小时以上，输注量达2000ml/d时仍然有很高的安全性。多数低血容量性休克病人经过上述液体治疗后均能纠正容量的不足，无需输注血制品。万汶较贺斯降解快，减少了对凝血和肾功能的影响，可用于中到重度肾功能不全病人。

晶体液：包括生理盐水、林格液、乳酸林格液、葡萄糖盐水、高渗盐水等，作用时间短暂，大量应用可干扰血管内外体液平衡。

人血胶体物质：如血浆、冻干血浆、白蛋白。扩容作用持久，可为人体提供优质蛋白。

全血：不但能补充血浆，还能补充血细胞。需要强调的是，无论为改善微循环状态，或避免血传播性疾病，都应该严格掌握输血指征。我国原卫生部于2000年所颁布的"输血法"中，"临床输血技术规范"对于输血指征也有类似规定：Hb浓度>100g/L时不必输血；Hb浓度<70g/L时输注浓缩红细胞；Hb浓度为70～100g/L时，根据病人的代偿能力、一般情况和脏器器质性病变程度等因素决定是否输血。急性出血量>30%血容量时，可输注全血。

在活动性出血控制前应限制液体复苏，称为限制液体（低压）复苏。实践证明急性创伤病人限制性、延迟性液体复苏比充分液体复苏好。

七、纠正酸中毒

病人在休克状态下，由于组织灌注不足和细胞缺氧常存在不同程度的代谢性酸中毒。这种酸性环境对心肌、血管平滑肌和肾功能都有抑制作用，应予纠正。但在机体代偿机制的作用下，病人产生过度换气，呼出大量 CO_2。可使病人的动脉血 pH 仍然在正常范围内。由此可见，对于休克病人盲目地输注碱性药物不妥。因为按照血红蛋白氧离曲线的规律，碱中毒环境不利于氧从血红蛋白释出，会使组织缺氧加重。另外，不很严重的酸性环境对氧从血红蛋白解离是有利的，并不需要去积极纠正。而且机体在获得充足血容量和微循环得到改善之后，轻度酸中毒常可缓解而不需再用碱性药物。但重度休克经扩容治疗后仍有严重的代谢性酸中毒时，仍需使用碱性药物，用药后30～60分钟应复查动脉血气，了解治疗效果并据此决定下一步治疗措施。乳酸钠因需经肝脏代谢才能发挥作用，休克时不应首选，因为休克可导致肝脏功能下降；5%碳酸氢钠可以直接中和血液中的氢离子，但要依靠肺、肾的功能最终纠正酸中毒，可以静滴200ml 左右；三羟甲基氨基甲烷（THAM）不仅直接中和血液中的氢离子，而且不增加血钠，一次可以静滴7.28% THAM 40～80ml（加5%葡萄糖液稀释），但要注意呼吸抑制、低血糖、恶心、呕吐等副作用，还要防止外漏出血管，导致组织坏死。

八、血管活性药物的应用

血管活性药物主要包括两大类，即缩血管药和扩血管药。

缩血管药物：目前主要用于部分早期休克病人，以短期维持重要脏器灌注为目的，也可作为休克治疗的早期应急措施，不宜长久使用，用量也应尽量减小。常用的药物有间羟胺（阿拉明）、多巴胺、多巴酚丁胺、去氧肾上腺素（新福林）、去甲肾上腺素等，使用时应从最小剂量和最低浓度开始。

扩血管药物：主要扩张毛细血管前括约肌，以利于组织灌流，适用于扩容后 CVP 明显升高而临床征象无好转，临床上有交感神经活动亢进征象，心输出量明显下降，有心衰表现及有肺动脉高压者。常用的药物有异丙基肾上腺素、酚妥拉明（苄胺唑啉）、酚苄明、妥拉苏林、阿托品、山莨菪碱、东莨菪碱、硝普钠、硝酸甘油、异山梨酯（消心痛）、氯丙嗪等。在使用扩血管药时，前提是必须充分扩容，否则将导致明显血压下降，用量和使用浓度也应从最小开始。

第二节 大出血

一、概念

由动脉破裂或内脏损伤等引起的大量出血，出血量超过 1500ml 以上。

二、分类

休克指数（脉搏/收缩压）：正常为 0.45；指数为 1，失血量约 1000ml；指数为 2，失血约 2000ml。收缩压：10.7kPa（80mmHg）以下，失血约 1500ml 以上。（表 1－1）

表 1－1 休克指数与估计出血量

休克指数	估计出血量（ml）	占总血容量百分比（％）
<0.9	<500	<20
1.0	1000	20
1.5	1500	30
2.0	≥2500	≥50

胎儿娩出后 24 小时阴道流血量超过 500ml 称产后出血；脑内血肿量超过 30ml 称脑内出血，小脑出血大于 10ml 会引起休克；出血量约 >400ml 出现周围循环衰竭，出血量 >1000～1500ml 称大出血；数小时内失血量超过 1000ml 或占循环血容量 20％ 以上为急性大出血，引起休克；胸腔内的出血量达 1500ml 以上称大量血胸，引起休克。

三、引发大出血的常见疾病

外伤性疾病：四肢大血管损伤，胸腹部大血管损伤，心脏破裂，严重的全身多发骨折。

内科疾病：食管静脉破裂出血，胃十二指肠溃疡出血，应激性溃疡大出血。

外科疾病：脑出血、胆道大出血、消化道大出血、血胸。

其他疾病：产科大出血。

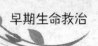

四、处理措施

确保气道通畅（气管插管、呼吸机），充分供氧；保持、新建静脉通道，采血、多路静脉输液（急性失血应迅速输液扩容而不是输血，输液要先晶后胶，在扩容的基础上合理输血），及时开始抗休克治疗，测定中心静脉压；控制出血（压迫止血、止血带等）；监护心电图和中心静脉压；留置鼻胃管、导尿管（取尿送检、观察尿量）；全身系统的体格检查，最主要的是神经系统检查；进行辅助性诊断检查或简单的诊断性操作。胸部及心脏大血管伤：胸腔闭式引流、心包穿刺、开胸手术、剖胸探查。腹部：剖腹探查术。颅脑损伤或颅内血肿：手术治疗。四肢、颜面和骨盆骨折：骨折的整复、固定、牵引。

第三节　昏　迷

一、概念

昏迷是严重的意识障碍，其主要特征为随意运动丧失，对外界刺激失去正常反应并出现病理反射活动。按意识障碍的严重程度临床分为嗜睡、意识模糊、昏睡和昏迷四种表现。昏迷是意识障碍的最严重阶段。意识清晰度极度降低，对外界刺激无反应，程度较轻者防御反射及生命体征可以存在，严重者消失。

二、分级

昏迷既可由中枢神经系统病变引起（占70%），又可以是全身性疾病的后果，如急性感染性疾病、内分泌及代谢障碍、心血管疾病、中毒及电击、中暑、缺氧、高原病等均可引起昏迷。按刺激反应及反射活动等可分4级。

（1）浅昏迷：随意活动消失，对疼痛刺激有反应，各种生理反射（吞咽、咳嗽、角膜反射、瞳孔对光反应等）存在，体温、脉搏、呼吸多无明显改变，可伴谵妄或躁动。

（2）中度昏迷：对痛刺激的反应消失，生理反应存在，生命体征正常。

（3）深昏迷：随意活动完全消失，对各种刺激皆无反应，各种生理反射消失，可有呼吸不规则、血压下降、大小便失禁、全身肌肉松弛等。

（4）极度昏迷：又称脑死亡。病人处于濒死状态，无自主呼吸，各种反射消失，脑电图呈病理性电静息，脑功能丧失持续在 24 小时以上，排除了药物因素的影响。

某些部位的病变可出现一些特殊的昏迷：①醒状昏迷，又称去皮质状态，两侧大脑半球广泛性病变；②无动性缄默症，网状结构及上行激活系统病变；③闭锁综合征，脑干血管病变，导致脑桥基底部双侧梗死。

三、引发昏迷的常见疾病

外伤性疾病：脑外伤、重度创伤、严重失血。

内科疾病：脑出血、脑栓塞、脑血肿、脑肿瘤、脑炎、脑膜炎、脑水肿、感染中毒性脑病、糖尿病酮症酸中毒、糖尿病非酮症高渗性昏迷、低血糖昏迷。

外科疾病：肝性昏迷、肺性脑病、心脑综合征、胰腺病、脑病、甲状腺危象垂体性昏迷、慢性肾上腺皮质功能减退性昏迷、乳酸酸中毒、妊娠中毒症、严重输血反应及输液反应、低氯血性碱中毒、高氯血性碱中毒、稀释性低钠血症。

其他疾病：气体类中毒、一氧化碳、二硫化碳等中毒、农药类中毒，急性有机磷中毒、药物类中毒、植物类中毒、动物类中毒、物理因素导致的昏迷（急性中暑、溺水、触电、高山性昏迷、放射性脑病）。

四、处理措施

迅速查明病因，对因治疗。如脑肿瘤行手术切除、糖尿病用胰岛素、低血糖者补糖、中毒者行排毒解毒等。

Glasgow 昏迷评分法：以其简单易行已广泛应用于临床。从睁眼、语言、和运动三个方面分别订出具体评分标准，以三者的积分表示意识障碍程度，以资比较。最高为 15 分，表示意识清楚，8 分以下为昏迷，最低为 3 分。评分标准如表 1-2：

表 1 - 2　Glasgow 昏迷评分法

睁眼反应		言语反应		运动反应	
能自行睁眼	4	能对答，定向正确	5	能按吩咐完成动作	6
呼之能睁眼	3	能对答，定向有误	4	刺痛时能定位，手举向疼痛部位	5
刺痛能睁眼	2	胡言乱语，不能对答	3	刺痛时肢体能回缩	4
不能睁眼	1	仅能发音，无语言	2	刺痛时双上肢呈过度屈曲	3
		不能发音	1	刺痛时四肢呈过度伸展	2
				刺痛时肢体松弛，无动作	1

病因一时未明者应行病机或对症治疗：保持呼吸道通畅，给氧、注射呼吸中枢兴奋剂，必要时行气管切开或插管辅以人工呼吸；维持有效的循环功能，给予强心、升压药物，纠正休克；有颅压增高者给予脱水、降颅压药物，如皮质激素、甘露醇、呋塞米等利尿脱水剂等。必要时行脑室穿刺引流等；抗菌药物防治感染；控制过高血压和过高体温；控制抽搐；纠正水电解质平衡紊乱，补充营养；给予脑代谢促进剂、苏醒剂等。前者如ATP、辅酶 A、胞二磷胆碱等，后者如甲氯芬酯（氯酯醒）、醒脑静（即安宫牛黄注射液）等；注意口腔、呼吸道、泌尿道及皮肤的护理。

第四节　窒　息

一、概念

人体的呼吸过程由于某种原因受阻或异常，所产生的全身各器官组织缺氧，二氧化碳潴留而引起的组织细胞代谢障碍、功能紊乱和形态结构损伤的病理状态称为窒息。当人体内严重缺氧时，器官和组织会因为缺氧而广泛损伤、坏死，尤其是大脑。气道完全阻塞造成不能呼吸只要 1 分钟，心跳就会停止。只要抢救及时，解除气道阻塞，呼吸恢复，心跳随之恢复。但是，窒息是危重症最重要的死亡原因之一。（图 1 - 1）

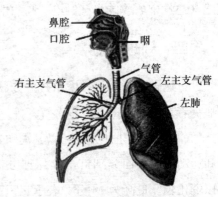

图 1 - 1　呼吸系统概观

二、分期

窒息前期：机体发生呼吸障碍，首先是氧气吸入的障碍，因机体内还有一些氧的残留，故短时间机体无症状。此期一般持续仅 0.5 ~ 1 分钟，身体虚弱的人难以支持，而身健或训练有素的登山、潜水运动员，却可延长 3 ~ 5 分钟。

吸气性呼吸困难期：机体新陈代谢耗去体内的残余氧并产生大量二氧化碳潴留，使体内缺氧加重，在二氧化碳的刺激下，呼吸加深加快，但以吸气过程最为明显，呼吸呈喘气状，此时心跳加快，血压上升。此期持续约 1 ~ 1.5 分钟。

呼气性呼吸困难期：此期体内二氧化碳持续增加，呼吸加剧，出现呼气强于吸气运动。

此时机体颜面青紫肿胀，颈静脉怒张，呈典型的窒息征象，并可能出现意识丧失、肌肉痉挛，甚至出现排尿排便现象。此时为呼吸暂停期。此期呼吸中枢由兴奋转为抑制，呼吸变浅、慢，甚至暂时停止，心跳微弱、血压下降，肌肉痉挛消失，状如假死，此期持续约 1 分钟。

终末呼吸期：由于严重缺氧和过多的二氧化碳积蓄，呼吸中枢再度受刺激而兴奋，呼吸活动又暂时恢复，呈间歇性吸气状态，鼻翼扇动。同时血压下降，瞳孔散大，肌肉松弛。此期持续一至数分钟。

呼吸停止期：此期呼吸停止，但尚有微弱的心跳，可持续数分钟至数十分钟，最后心跳停止死亡。

三、引发窒息的常见疾病

外伤性疾病：压迫胸腹部以及患急性喉头水肿或食物吸入气管。

内科疾病：肺炎等引起的呼吸面积的丧失。

外科疾病：新生儿窒息、新生儿湿肺。

其他疾病：缢、绞、扼颈项部、用物堵塞呼吸孔道、一氧化碳中毒、溺水。

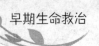

四、处理措施

采用病因治疗、重症者可作手术治疗、对症支援治疗。

呼吸道阻塞：将昏迷病人下颌上抬或压额抬后颈部，使头部伸直后仰，解除舌根后坠，使气道畅通。然后用手指或用吸引器将口咽部呕吐物、血块、痰液及其他异物挖出或抽出。当异物滑入气道时，可使病人俯卧，用拍背或压腹的方法，拍挤出异物。

颈部受扼：应立即松解或剪开颈部的扼制物或绳索。呼吸停止立即进行人工呼吸，如病人有微弱呼吸可给予高浓度吸氧。

浓烟窒息：立即抬出来，进行口对口人工呼吸。

胸部严重损伤：半卧位法，给予吸痰及血块，保持呼吸道通畅，吸氧，止痛，封闭胸部开放伤口，固定肋骨骨折，速送医院急救。

第五节　呼吸困难

一、概念

呼吸困难（呼吸窘迫）是呼吸功能不全的重要表现，病人主观上感到空气不足、客观上表现为呼吸费力，重则出现鼻翼扇动、发绀、端坐呼吸，并可有呼吸频率、深度与节律的改变。

二、引发呼吸困难的常见疾病

外伤性疾病：肋骨骨折、创伤性血气胸、误吸。

内科疾病：支气管哮喘、风湿性心脏瓣膜病、冠心病、心力衰竭、阻塞性肺气肿、呼吸肌麻痹、重症肌无力、尿毒症、糖尿病酮症酸中毒。

外科疾病：自发性气胸、急性肺梗死、纵隔肿瘤、肺气肿、急性喉梗阻、喉头水肿、肺水肿。

其他疾病：急性气管内异物、心脏病急性发作。

三、处理措施

明确病因，积极治疗基础病变。

呼吸器官本身病变，应针对不同病因，采取抗感染、解痉、平喘、吸氧、胸腔抽气、抽胸水等措施。（表 1 – 3）

表 1 – 3　呼吸困难程度的分级

级别	呼吸困难情况
0 级	除剧烈运动外，一般不感到呼吸困难
1 级	平地急行时气短或上坡时气促
2 级	因气短平地行走时慢于同龄人或以自己的步速平地行走时必须停止休息
3 级	平地行走 100 米或数分钟都有气短
4 级	因气短而不能离开房间

发生呼吸衰竭者，必要时行气管插管或切开，并进行机械通气治疗。

心源性呼吸困难，应采取强心、利尿、扩血管等综合治疗。

中毒性呼吸困难，尽量选择相应解毒剂，必要时行透析治疗，清除毒物。

第六节　心搏骤停

一、概念

心脏突然停止跳动，造成了有效排血的停止，称为心搏骤停。

二、时限

心搏骤停后循环骤停，呼吸也就停止，由于脑细胞对缺血、缺氧最为敏感，一般 4 分钟就可发生不可逆的损害，10 分钟就可能发生脑死亡。

三、常见原因及疾病

心脏病：发生在严重心律失常的基础上，尤其是冠心病的急性心肌梗死和急性心肌炎。

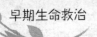

意外事件：电击伤、严重创伤、溺水、窒息等。麻醉和手术中的意外。

电解质的紊乱：高血钾症、低血钾症、严重的酸中毒都可促使心搏骤停。

药物中毒：如洋地黄、奎尼丁、灭虫宁等药物中毒都可引起心搏骤停。

四、处理措施

如发现有病人心跳呼吸骤停应立即将其取平卧位，判断病人意识有无；大动脉有无搏动；观察有无呼吸；如果以上均没有应判断为心搏骤停，应该立即为患者行 CPR（心肺复苏术）即生命基础支持术。

A. 开放气道，急救者右手按压前额使头后仰，左手向上举起。同时用手指去除病人口和鼻腔中异物。

B. 人工呼吸，将患者鼻子捏住，采取口对口人工呼吸。

C. 胸外心脏按压，掌根部按在病人胸骨上，位置在两乳连线中点。频率：100 次/分。按压深度 4～5 厘米。每按压 30 次需做人工吹气 2 次，连续做 5 个周期后重新评估病员的呼吸和循环体征。

CPR 操作顺序的变化：A－B－C→C－A－B

五、注意事项

抢救场地要硬一点：心脏按压必须在硬床或台子上进行，否则效果会大打折扣。按压胸骨才有效：心脏大致位于胸腔中央，一定要把一只手掌放在胸骨中央下 1/3 处，用另一手放在它上边加强力量，使心脏受到挤压，迫使心脏内的血液流出，恢复血液循环。

压迫减压要彻底：压迫胸骨时，手腕要挺直，慢慢地把体重加上，压迫胸骨使之下沉 4～5 厘米，然后突然放松减压。不管是压迫还是减压，都要完全彻底，但是减压时，手仍然不能离开胸壁。

频率不能太慢：心脏按压的胸部按压频率要达到每分钟 100～120 次，过慢不能发挥作用。

按压呼吸配合好：由两个人抢救一个人时，应该由一个人做 30 次心脏按压后，另一个人做 2 次人工呼吸。做人工呼吸的人，应特别注意心脏按压者手的动作，在其停止按压的间隙，立即吹气，吹气要大要深要快，每次吹气时间应持续 1 秒以上。如果是一个人独立抢救，也要掌握心脏按压 30 次、人工呼吸 2 次的频率（30∶2）。

需要提醒的是抢救儿童时，力度一定要小一些，比如心脏按压时按压胸骨，只用一只手就可以了，压力大约为成人的 1/2 左右，但频率要较成人略快，要大于每分钟 100 次。

第七节　猝　死

一、概念

猝死指未能预期到的突然死亡，有外伤性与非外伤性之分：凡因交通事故或意外暴力产生严重的颅脑、胸腹内脏急性损伤、电击伤、溺水等导致生命脏器的严重损害或大量出血致死者都属外伤性猝死；由某些疾病、过敏、中毒等原因所引起的忽然死亡为非外伤性猝死。特点：①死亡急骤；②死亡出人意料；③自然死亡或非暴力死亡。

二、时限

世界卫生组织（WHO）规定发病后 6 小时内死亡者为猝死，多数学者主张为 1 小时猝死如没能及时发现及时进行心肺复苏抢救，病人可很快（约 4~6 分钟）进入不可逆的生物学死亡。

三、常见原因及疾病

因交通事故或意外暴力产生严重的颅脑、胸腹内脏急性损伤、电击伤、溺水。

心肌梗死：急性心肌梗死可以迅速出现休克、昏迷，以致猝死。

脑出血：高血压病患者易患脑出血，出血积存在颅内，无法排出，压迫脑组织而致猝死。

肺栓塞：瘀血形成血栓，栓塞在肺动脉而猝死。

急性坏死性胰腺炎：暴饮暴食、酗酒是发病原因。造成胰脏出血坏死、

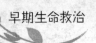

外溢，发生自体消化所致。

哮喘：哮喘病人在某些刺激物的侵袭下，突发呼吸道强力收缩，进而不幸丧命。

过敏：青霉素、普鲁卡因易引起药物过敏。造成病人过敏性休克死亡。

猝死症候群：此病多见于年轻人（17～40岁），死前各项检查均正常。原因可能与钠离子通道代谢异常有关。

葡萄球菌性暴发性紫癜：临床表现为在呼吸道感染康复过程中，突然发生病情恶化，病人多死于中毒性休克。

毒品、某些药品过量：也易造成猝死。

心源性和非心源性疾病：前者最常见，特别是冠心病、急性心肌梗死患者最为多见，少见有梗阻型肥厚性心肌病，主动脉夹层、低血钾、急性心肌炎、心肌病及主动脉瓣病变、二尖瓣脱垂综合征药物、电解质紊乱等所致长Q－T综合征等。

异位妊娠：常由于孕卵在输卵管内停留着床发育，导致输卵管妊娠流产或破裂，失血过多可引起猝死。

四、处理措施

第一，猝死发生后血液循环立即停止，查体可发现：心音消失、意识丧失、瞳孔散大、大动脉搏动消失、血压测不出、呼吸停止或断续等一系列症状和体征，猝死患者的血酸度增高，另外，由电解质紊乱引起的猝死经血生化检查可发现相应的病因，如低血钾、高血钾、低血钙等。

第二，遇到猝死事件发生后，不要惊慌失措，不要悲伤过度，一定要镇静，应尽快拨打120电话求助，打电话时务必简要说明病人年龄、性别、发病时间、发病症状、病人发病时所在具体位置，不要因慌乱而叙述不清所处位置，而延误专业人员进一步的救治。

第三，不要摇晃患者，要尽快将其放置在地上或硬板床上，使病人头、颈、躯干平卧无扭曲，双手放躯干两侧。若病人摔倒时面部朝下，应小心转动病人，并使病人全身各部成一个整体（轴位）。转动时尤其要注意保护头部，可以一手托住颈部，另一手扶着肩部，使病人平稳地转动至仰卧位，以防止可能出现的颈椎损伤。

第四，叩击心前区，在心前区用拳叩击三下，对刚发生心脏停搏病人，部分可复跳，如不复跳，可立即进行胸外心脏按压。

第五，胸外心脏按压，病人仰卧于硬板床或地上，术者以左后掌根部置于病人胸骨下半段的 2/3 处，将右手掌放在左手背上，双手有节奏地按压，借助身体下压的力量，有节奏地每分钟按压 60～70 次，避免用力过大引起肋骨骨折。

第六，口对口人工呼吸，术者一手托起病人颈部，使头部尽量后仰，保持呼吸道通畅。

另一手捏住病人鼻孔，深呼吸后对准病人的口用力吹出，每分钟 12 次（每按压心脏 4～5 次，作口对口人工呼吸 1 次）。

第七，猝死的器械检查主要依靠心电图，不仅可对病因进行诊断，还能够对心肺复苏提供重要依据。

第八节　急性创伤

一、概念

急性创伤是指因机械因素引起人体组织或器官的破坏。根据发生地点、受伤部位、受伤组织、致伤因素及皮肤完整性而进行分析。严重创伤可引起全身反应，局部表现有伤区疼痛、肿胀、压痛；骨折脱位时有畸形及功能障碍。严重创伤还可能有致命的大出血、休克、窒息及意识障碍。

二、时限

创伤后死亡第一高峰：创伤后数秒至数分钟内，死亡的创伤包括：大脑、脑干、高位脊髓、心脏、主动脉、大血管的严重撕裂伤。

创伤后死亡第二高峰：大约有 12 种创伤在 1 小时内可能导致死亡。

创伤后死亡第三高峰：指死亡发生在创伤后数天至数周内，死亡原因主要为感染、败血症、多脏器功能衰竭。

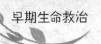

三、常见原因及疾病

第一类：致命性气道损伤，包括气道阻塞、颈椎骨折、颈部钝性创伤、颈部穿透伤。

第二类：致命性呼吸系统创伤，包括连枷胸、张力性气胸、血胸、肺挫裂伤。

第三类：致命性循环系统创伤，包括主动脉撕裂伤、心包压塞、腹内出血、严重或多处骨折。

在各类创伤中，生活伤和体育伤多为单一部位的组织或器官受伤，伤情比较简单明确；而在战争伤、工业伤、农业伤及交通伤中，由于致伤因素是枪、炮、炸弹及笨重机器、高速行驶的汽车，因此造成的创伤多是开放性创伤及复合创伤，伤情较严重而复杂。以目前常见的交通事故为例，伤员可同时有颅脑伤、颌面伤、颈椎骨折脱位、胸部伤、腹部伤或四肢骨折脱位等，伤情非常复杂危急，甚至在急救之前已濒临死亡。

交通伤：交通伤占创伤的首要位置。现代创伤中交通伤以高能创伤（高速行驶所发生的交通伤）为特点，常造成多发伤、多发骨折、脊柱脊髓损伤、脏器损伤、开放伤等严重损伤。

坠落伤：随着高层建筑增多，坠落伤的比重逐渐加大。坠落伤通过着地部位直接摔伤和力的传导致伤，以脊柱和脊髓损伤、骨盆骨折为主，也可造成多发骨折、颅脑损伤、肝脾破裂。

机械伤：机械伤以绞伤、挤压伤为主，常致单肢体开放性损伤或断肢、断指，组织挫伤血管、神经、肌腱损伤和骨折。

锐器伤：伤口深，易出现深部组织损伤，胸腹部锐器伤可导致内脏或大血管损伤，出血多。

跌伤：常见于老年人，造成前臂、骨盆、脊柱压缩性骨折和髋部骨折。青壮年跌伤也可造成骨折。

火器伤：一般表现为伤口小，但伤口深，常损伤深部组织、器官，也可表现为穿透伤，入口伤小，出口伤严重。

挤压伤：由重物较长时间挤压所造成的严重创伤，如房屋倒塌、坑道泥土陷埋、车辆相撞等原因，可引起受压部位大量肌肉缺血坏死，常伴有严重休克，并可导致急性肾功能衰竭（见挤压综合征）。创伤性窒息：一种特殊的胸部挤压伤，较少见。表现为上胸部、肩部、头颈部的皮下组织，眼结膜、口腔黏膜有广泛分布的小出血点（瘀斑）。这是因为在胸部受挤压的瞬间，伤者的声门紧闭，使气管和肺内的空气不能排出，造成胸内压力急剧升高，迫使心脏和大静脉内的血液倒流，引起上半身瘀血甚至小静脉和毛细血管破裂的结果。创伤性窒息本身一般无严重后果，其结局取决于伴随的肋骨骨折和胸内脏器的伤情。

挫伤：由钝器或钝性暴力所造成的皮肤或皮下组织的创伤。常有皮下脂肪、小血管的破裂，有时还可致深部脏器破裂。

冲击伤：又称爆震伤，强烈的爆炸（如重型炸弹、鱼雷、核武器等爆炸）产生的强烈冲击波造成的创伤。体表可无伤痕，但体内的器官却遭受严重的损伤。地面、空中爆炸的冲击波多引起耳和胸部损伤，表现为失听、耳痛头晕、平衡失调（由于鼓膜穿孔，鼓室出血），或气胸、血胸。水中爆炸者多伤及腹部内脏，出现腹痛、腹部压痛、腹膜炎的表现。腹腔内实质性脏器破裂出血者，可出现休克。胸受伤时，可出现颅内压增高症状。

四、处理措施

创伤指数评分于 1971 年由 Kirkpatrick 等提出。选择受伤部位、损伤类型、循环、呼吸、意识五个参数，按照它们的异常程度各评 1、3、5 或 6 分，相加求得积分（5～24）即为 TI 值。TI 值 5～7 分为轻伤；8～17 分为中到重度伤；>17 分为极重伤，预计约有 50% 的死亡率。TI 的 triage 标准为 >10，现场急救人员可将 TI >10 的伤员送往创伤中心或大医院。（表 1-4）

表 1-4　创伤指数评分标准

指标	1	3	5	6
部位	肢体	躯干背部	胸腹	头颈
创伤类型	切割伤或挫伤	刺伤	钝挫伤	弹道伤
循环	正常	BP<13.6kPa, P>100 次/分	BP<10.6kPa, P>140 次/分	无脉搏
意识	倦怠	嗜睡	半昏迷	昏迷
呼吸	胸痛	呼吸困难	发绀	呼吸暂停

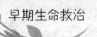

对于致命性创伤处理方法目前没有统一的规程和权威性指南。"VIPCO 程序"是目前比较推崇的严重致命性创伤抢救流程，基本原则和步骤如下。

V：是指保持呼吸道通畅、通气给氧，保持血氧饱和度 95% 以上。

I：是指建立静脉通道，积极输血、扩容以防治休克。明显低体温的患者，还应静脉输入温热的液体和血液。扩容抗休克的原则：快、适量、稀。近年来限制性液体复苏新概念受到重视。

P：是指监护心脏搏动维护心泵功能以保证循环稳定。

C：是指控制出血。要立即控制明显的外出血，方法包括局部加压包扎止血、临时指压止血、填撒止血、抬高肢体止血、强屈关节、止血带、休克裤。

O：指手术治疗。需要紧急手术止血的患者，受伤与手术间隔越短，患者生存机会越大。以前的观念是在创伤发生后 1 小时内，患者能送达急诊科进行处理；目前的期望是在创伤发生后的黄金 1 小时内，患者能够送达手术室。

五、不同部位的致命创伤的针对性处理

1. 气道阻塞

原因：舌根、异物、血液或血块、呕吐物阻塞气道。

紧急评估：无气体进出；不能说话、刺激性呛咳、窒息、喘鸣。前者表示有完全阻塞，后者显示部分阻塞。

紧急处理：尽可能快速地采用一切措施开放气道，并吸引、去除异物。

2. 颈椎骨折

原因：任何具有锁骨以上水平创伤的患者都应怀疑是否伴有颈椎骨折。

紧急评估：感觉运动功能缺失、瘫痪、颈部疼痛、脊髓性休克。

紧急处理：在整个处理过程中的任何时候，都必须谨慎、可靠的固定颈部。

3. 颈部钝性创伤

原因："晒衣绳"样创伤、撞击伤。

紧急评估：局部肿胀、青紫、皮下捻发音、发音改变、喘鸣。

紧急处理：采取控制出血、保护颈椎等保持气道通畅的各种措施。

4. 致命性呼吸系统创伤

（1）连枷胸

原因：多根肋骨骨折导致该部胸廓与其余胸廓部分分离。

紧急评估：严重的呼吸窘迫导致的呼吸困难、发绀及缺氧；胸壁有反常呼吸运动；受伤部位严重疼痛、有明显的畸形和捻发音；有休克的症状与体征。

紧急处理：加压包扎、固定，以便纠正反常呼吸。

（2）肺挫伤

原因：胸部创伤导致肺组织挫伤且严重影响肺内气体交换。

紧急评估：呼吸增快、发绀。

紧急处理：给氧，进一步气道支持，尤其是采用气管插管和呼吸机。

（3）张力性气胸

原因：创伤导致空气只能进入胸膜腔但不能排除，从而导致受影响一侧肺的塌陷，对心脏和大血管产生病理性压力。

紧急评估：主诉胸痛，严重的呼吸窘迫伴发绀；颈静脉怒张，心动过速，低血压，气管移位，受累一侧胸部过度隆起。

紧急处理：用粗针头排气减压，有条件时放置胸腔引流管。

（4）血胸

原因：胸部创伤导致胸腔内出血，未能控制的活动性出血导致肺萎缩。

紧急评估：严重的呼吸窘迫伴发绀；有胸部损伤的外在证据，受累侧呼吸音消失，叩诊浊音；颈静脉塌陷并伴有休克征象；皮肤湿冷、低血压。

紧急处理：液体复苏，在患侧中线第四至第五肋间置人工胸腔引流管，手术探查出血来源及部位。

5. 致命性循环系统创伤

（1）休克：处理同前，重点是控制出血、纠正低血容量及改善循环。

（2）主动脉撕裂

原因：撕裂部位多在动脉韧带处，通常由于坠落或减速性运动致伤。

紧急评估：两侧脉搏强度不对称、低血压。

紧急处理：充分补液、尽早手术。

（3）心包压塞

原因：血液聚积在心包腔，阻止或妨碍心脏舒张导致心排血量下降。

紧急评估：颈静脉怒张。通常可发现胸部有穿透性损伤；心音遥远、可出现奇脉及心动过速、低血压。

紧急处理：心包穿刺引流。

参考文献

[1] 李宝祥，刘丽敏，李云．羟乙基淀粉130/0.4氯化钠注射液在失血性休克急救中的应用观察［J］．中国实用医药，2013，12：153–154.

[2] 胥伶杰，徐军，王仲．修正休克指数在急诊病情判断中的作用研究［J］．华西医学，2015，06：43～45.

[3] 徐来长，尚红超，年文艳．昏迷患者30例Glasgow评分及预后分析［J］．中华全科医学，2009，05：495–496.

[4] 柳德元，戴培源，高丽梅，周睿，宋毅．创伤指数（TI）、CRMAS评分、创伤评分在院前急救急危重创伤患者预后评估中的对比研究［A］．中华医学会、中华医学会急诊医学分会．中华医学会急诊医学分会第17次全国急诊医学学术年会论文集［C］．中华医学会、中华医学会急诊医学分会，2014：1.

第二章

生命危象的识别
——八大体征

第一节 体温

一、概念

体温是指机体内部的温度。

体温过低，指各种原因引起的产热减少或散热增加导致体温低于正常范围。

体温过高，又称发热，是指任何原因引起产热过多、散热减少、体温调节障碍、致热原作用于体温调节中枢使调节点上移而引起的体温升高，并超过正常范围。

二、正常范围

正常人腋下温度为 36～37℃，口腔温度比腋下高 0.2～0.4℃，直肠温度又比口腔温度高 0.3～0.5℃。

体温高于正常称为发热，37.3～38℃为低热，38.1～39℃为中度发热，39.1～41℃为高热，41℃以上为超高热。人体温度相对恒定是维持人体正常生命活动的重要条件之一，如体温高于41℃或低于25℃时将严重影响各系统（特别是神经系统）的功能活动，甚至危害生命。

三、分型

当体温低于35℃时称体温不升，对体温过低程度划分（以口腔温度为例）如下。

轻度：32～35℃。

中度：30～32℃。

重度：30℃瞳孔散大，对光反射消失。

致死温度：23～25℃。

一般而言，当腋下温度超过37℃或口腔温度超过37.5℃，一昼夜体温波动在1℃以上可称为体温过高。

稽留热是指体温恒定地维持在 39～40℃以上的高水平，达数天或数周，24h 内体温波动范围不超过 1℃。常见于大叶性肺炎、斑疹伤寒及伤寒高热期。

弛张热又称败血症热型。体温常在 39℃以上，波动幅度大，24h 内波动范围超过 2℃，但都在正常水平以上。常见于败血症、风湿热、重症肺结核及化脓性炎症等。

间歇热体温骤升达高峰后持续数小时，又迅速降至正常水平，无热期（间歇期）可持续 1 天至数天，如此高热期与无热期反复交替出现。常见于疟疾、急性。肾盂肾炎等。

波状热体温逐渐上升达 39℃或以上，数天后又逐渐下降至正常水平，持续数天后又逐渐升高，如此反复多次。常见于布氏杆菌病。

回归热体温急剧上升至 39°C 或以上，持续数天后又骤然下降至正常水平。高热期与无热期各持续若干天后规律性交替一次。可见于回归热、霍奇金病等。

不规则热发热的体温曲线无一定规律，可见于结核病、风湿热、支气管肺炎、渗出性胸膜炎等。（表 2 - 1）

表 2 - 1　常见热型及常见疾病比较表

名称	定义	常见疾病
稽留热	体温明显升高在 39～40℃及以上，24 小时内体温波动相差不超过 1℃	大叶性肺炎、伤寒、斑疹伤寒、流行性脑脊髓膜炎
弛张热	24 小时内体温波动相差超过 2℃，但最低点未达正常水平	败血症、风湿热、细菌性肝脓肿等
间歇热	体温骤然升达高峰，持续数小时，又迅速降至正常水平（骤升骤降），无热期可持续 1 天至数天，如此高热期与无热期反复交替出现	疟疾，急性肾盂肾炎
回归热	急升型高热持续数日后自行骤降，但数日后又再出现	回归热、霍奇金病
波状热	逐渐上升达 39℃或以上，发热数日后逐渐下降，数日后又再发热	布鲁菌病
不规则热	无一定规律	结核病、支气管肺炎、流行性感冒、癌性发热

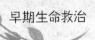

四、处理措施

体温过高：体温不太高时不必用抗生素（如青霉素），可以选用适量解热镇痛药物（如阿司匹林）。但如体温超过 40℃（小儿超过 39℃）则可能引起惊厥、昏迷，甚至严重后遗症，故应及时应用退热药。

体温过低：应当作急救处理。如果病人正在变得僵硬，或者丧失意识，或者表现出诸如意识不清、发音含糊或严重丧失协调性等特征，要立即送病人去有加温医疗设备之处，或者通过无线电寻求求援。把热敷袋放到病人的脖子、腋窝、两侧、胸部和腹股沟，盖住头部，通过嘴对嘴的人工呼吸暖和病人的肺。

第二节　脉　搏

一、概念

为体表可触摸到的动脉搏动。人体循环系统由心脏、血管、血液所组成，负责人体氧气、二氧化碳、养分及废物的运送。血液经由心脏的左心室收缩而挤压流入主动脉，随即传递到全身动脉。动脉为富有弹性的结缔组织与肌肉所形成管路。当大量血液进入动脉将使动脉压力变大而使管径扩张，在体表较浅处动脉即可感受到此扩张，即所谓的脉搏。

二、正常范围

正常人的脉搏和心跳是一致的。正常成人为 60~100 次/分，常为每分钟 70~80 次，平均约 72 次/分。老年人较慢，为 55~60 次/分。婴儿每分钟 120~140 次。幼儿每分钟 90~100 次。学龄期儿童每分钟 80~90 次。

三、分型

心动过速：成人脉率每分钟超过 100 次。

心动过缓：每分钟低于 60 次。

第三节　呼　吸

一、概念

呼吸是指机体与外界环境之间气体交换的过程。人的呼吸过程包括三个互相联系的环节：外呼吸，包括肺通气和肺换气；气体在血液中的运输；内呼吸，指组织细胞与血液间的气体交换。

二、正常范围

正常成人安静时呼吸一次为 6.4 秒为最佳，每次吸入和呼出的气体量大约为 500 毫升，成人平静时的呼吸频率约为每分钟 12~20 次，儿童约为每分钟 20 次，一般女性比男性快 1~2 次，它也是医生在临床诊断中的一项重要的诊断依据。

正常成年人每分钟呼吸大约 16~20 次，呼吸与脉搏的比是 1∶4，即每呼吸 1 次，脉搏搏动 4 次。

小儿呼吸比成人快，每分钟可达 20~30 次；新生儿的呼吸频率可达每分钟 44 次。

正常成人静息状态下，呼吸为 12~20 次/分，呼吸与脉搏之比为 1∶4。

新生儿呼吸约 44 次/分，随着年龄的增长而逐渐减慢。

三、分型

呼吸过速指呼吸频率超过 20 次/分而言。见于发热、疼痛、贫血、甲状腺功能亢进及心力衰竭等。一般体温升高 1℃，呼吸大约增加 4 次/分。

呼吸过缓指呼吸频率低于 12 次/分而言。呼吸浅慢见于麻醉剂或镇静剂过量和颅内压增高等。

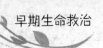

第四节　血　压

一、概念

血管内的血液对于单位面积血管壁的侧压力，即血压。由于血管分动脉、毛细血管和静脉，所以，也就有动脉血压、毛细血管压和静脉血压。通常所说的血压是指动脉血压。当血管扩张时，血压下降；血管收缩时，血压升高。体循环动脉血压简称血压（blood pressure，BP）。血压是血液在血管内流动时，作用于血管壁的压力，它是推动血液在血管内流动的动力。

心室收缩，血液从心室流入动脉，此时血液对动脉的压力最高，称为收缩压（systolic blood pressure，SBP）。

心室舒张，动脉血管弹性回缩，血液仍慢慢继续向前流动，但血压下降，此时的压力称为舒张压（diastolic blood pressure，DBP）。

二、正常范围

理想血压：收缩压 <120mmHg 和舒张压 <80mmHg。

正常血压：收缩压应 <130mmHg，舒张压 <85mmHg。

三、分型

血压正常高限或高血压前期：收缩压在 130～139mmHg 和（或）舒张压在85～89mmHg。

高血压：收缩压 ≥140mmHg 和（或）舒张压 ≥90mmHg。

低血压：收缩压 ≤90mmHg 和（或）舒张压 ≤60mmHg。

临界高血压：收缩压在 140～160mmHg（18.6～21.3kPa），舒张压在90～95mmHg（12.0～12.6kPa）。

血压升高：血压测值受多种因素的影响，如情绪激动、紧张、运动等；若在安静、清醒的条件下采用标准测量方法，至少 3 次非同日，血压值达到或超过收缩压 140mmHg 和（或）舒张压 90mmHg，即可认为有高血压，如果仅收缩压达到标准则称为单纯收缩期高血压。高血压绝大多数是原发性高血压，约5%继发于其他疾病，称为继发性或症状性高血压，如慢性肾炎等。高血压是动脉粥样硬化和冠心病的重要危险因素，也是心力衰竭的重要原因。

血压降低：凡血压低于90/60mmHg时称低血压。持续的低血压状态多见于严重病症，如休克、心肌梗死、急性心脏压塞等。低血压也可有体质的原因，患者自诉一贯血压偏低，患者口唇黏膜发白，当心脏收缩和舒张时则发白的局部边缘发生有规律的红、白交替改变即为毛细血管搏动征。（表2－2）

表2－2　血压分级范围

血　压	收缩压（SBP）mmHg	舒张压（DBP）mmHg
最佳血压	<120	<80
正常血压	<130	<85
正常高值	130～139	85～90
高血压Ⅰ级	140～159	90～99
高血压Ⅱ级	160～179	100～109
高血压Ⅲ	≥180	≥110

四、处理措施

1. 低血压

病因治疗：对体质虚弱者要加强营养；对患有肺结核等消耗性疾病者要加紧治疗；因药物引起者可停用或调整用药剂量。如高血压患者服降压药后血压下降过快而感到不适时，应在医生指导下调整给药方法和剂量；对体位性低血压患者，由卧位站立时注意不要过猛，或以手扶物，以防因低血压引起摔跤等。

适当加强锻炼：生活要有规律，防止过度疲劳，因为极度疲劳会使血压降得更低。要保持良好的精神状态，适当加强锻炼，提高身体素质，改善神经、血管的调节功能，加速血液循环，减少直立性低血压的发作，老年人锻炼应根据环境条件和自己的身体情况选择运动项目，如太极拳、散步、健身操等。

调整饮食：每餐不宜吃得过饱，因为太饱会使回流心脏的血液相对减少；低血压的老人每日清晨可饮些淡盐开水，或吃稍咸的饮食以增加饮水量，较多的水分进入血液可增加血容量，从而可提高血压；适量饮茶，因茶中的咖啡因能兴奋呼吸中枢及心血管系统；适量饮酒（葡萄酒最好，或饮适量啤酒，不宜饮烈性白酒），可使交感神经兴奋，加快血流，促进心脏功能，降低血液黏稠度。

2. 高血压

治疗目的及原则：降压治疗的最终目的是减少高血压患者心、脑血管病的发生率和死亡率。降压治疗应该确立血压控制目标值。另一方面，高血压常常与其他心、脑血管病的危险因素合并存在，例如高胆固醇血症、肥胖、糖尿病等，协同加重心血管疾病危险，治疗措施应该是综合性的。

改善生活行为：①减轻体重；②减少钠盐摄入；③补充钙和钾盐；④减少脂肪摄入；⑤增加运动；⑥戒烟、限制饮酒。

血压控制标准：原则上应将血压降到患者的最大耐受水平。

多重心血管危险因素协同控制，降压治疗后尽管血压控制在正常范围，血压升高以外的多种危险因素依然对预后产生重要影响。

3. 降压药物治疗

降压药物种类：①利尿药；②β受体阻滞剂；③钙通道阻断剂；④血管紧张素转换酶抑制剂；⑤血管紧张素Ⅱ受体阻滞剂。

治疗方案：大多数无并发症或合并症患者可以单独或者联合使用噻嗪类利尿剂、β受体阻滞剂等。治疗应从小剂量开始，逐步递增剂量。临床实际使用时，患者心血管危险因素状况、靶器官损害、并发症、合并症、降压疗效、不良反应等，都会影响降压药的选择。2级高血压患者在开始时就可以采用两种降压药物联合治疗。

第五节 瞳 孔

一、概念

指虹膜中间的开孔，是光线进入眼内的门户。

二、正常范围

瞳孔的变化范围可以非常大，当极度收缩时，人眼瞳孔的直径可小于 1mm，而极度扩大时，可大于 9mm，虹膜的括约肌能缩到其长度的 87%，这是人体其他的平滑肌或横纹肌几乎不可能达到。成人瞳孔直径一般为 2～4mm，呈正圆形，两侧等大，两侧差异不超过 0.25mm。（图 2 - 1）

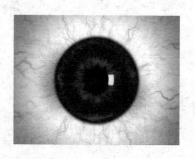

图 2 - 1　瞳孔

三、分型

一般来说，老年人瞳孔较小，而幼儿至成年人的瞳孔较大，尤其在青春期时瞳孔最大。

瞳孔散大：一侧瞳孔散大可见于动眼神经损伤，海马沟回疝或交感神经受刺激，眼外伤，视力下降等；双侧瞳孔散大可见于中脑病变、中枢神经系统感染性疾病、脑血管病、脑缺氧、脑肿瘤、颅脑外伤、药物中毒（如阿托品等）、疼痛、恐惧、甲状腺功能亢进、先天性异常等。

瞳孔缩小：一则瞳孔缩小可见于动眼神经受刺激，颈交感神经破坏，角膜眼内异物等；两侧瞳孔缩小，可见于婴儿、老年人以及梅毒、脑桥病变、脑血管病、药物中毒（吗啡中毒）、有机磷中毒患者等。

瞳孔不等大：一侧动眼神经麻痹，颅底病变，大脑或中脑病变，脑交感神经麻痹等。

瞳孔呈白色：见于白内障、虹膜睫状体炎、青光眼、眼外伤、高度近视或全身性疾病（如糖尿病）。

瞳孔呈青绿色：常见于青光眼。正常眼球内具有一定的压力，当眼压过高发生青光眼时，可由于角膜雾状水肿及眼内一系列改变，使瞳孔发出一种青绿色反光，眼球会变得像硬橡皮一样，双眼胀痛欲裂。

瞳孔呈红色：常见于眼外伤或某些眼内出血疾患。根据眼内出血的多少瞳孔可呈不同的形态，视力也有不同程度的损害。

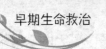

第六节　神　志

一、概念

神志指人的精神和感觉，知觉和理智，表示大脑皮层机能状态，反映疾病对大脑的影响程度，是病情严重与否的表现之一。

二、分型及处理措施

意识清醒的病人，语言清楚、思维合理、表达明确，对时间、地点、人物判断记忆清楚。

临床上将意识障碍依轻重程度分为五级。

意识模糊：是轻度的意识障碍，表现为对自己和周围环境漠不关心，答话简短迟钝，表情淡漠，对时间、地点、人物的定向力完全或部分发生障碍。注意观察意识变化及病人的安全，保持休息环境的安静，供给足够的营养及水分。

谵妄：是意识模糊伴知觉障碍和注意力丧失，表现为语无伦次、幻想、幻听、定向力丧失、躁动不安等。注意床旁要设床档，防止坠床摔伤。

嗜睡：病理性的持续睡眠，能被轻度刺激和语言所唤醒，醒后能正确答话及配合体格检查，但刺激停止后又复入睡。注意观察嗜睡性质、发作时间、次数及夜间睡眠情况，唤醒进食，以保证营养。

昏睡：是中度意识障碍，病人处于深睡状态，需强烈刺激或反复高声呼唤才能觉醒，醒后缺乏表情，答话含糊不清，答非所问，很快入睡。注意血压、脉搏、呼吸及意识的变化，防坠床、跌伤。

昏迷：昏迷是高度意识障碍，按其程度可分为浅昏迷、中昏迷和深昏迷。

（1）浅昏迷：随意运动丧失，对周围事物及声光刺激均无反应，但对强烈的刺激如压迫眶上切迹可出现痛苦表情。角膜、瞳孔、吞咽、咳嗽等反射均存在。呼吸、血压、脉搏等一般无明显改变，可有二便潴留或失禁。注意观察意识状态，监测生命体征，保持呼吸道通畅，维持营养，保持二便通畅。

（2）中昏迷是指疼痛反应消失，四肢完全处于瘫痪状态，角膜放射、光反射、咳嗽反射和吞咽反射减弱，抑制达到皮层下水平。

（3）深昏迷：意识完全丧失，对任何强烈刺激均无反应，腱反射、吞咽、咳嗽、瞳孔等反射均丧失，四肢肌肉松软，大小便失禁，生命体征亦出现不同程度的障碍，呼吸不规则，有暂停或叹息样呼吸，血压下降。注意生命体征的观察监护。对持久昏迷气管切开者应保持呼吸道通畅。纠正酸碱和水电解质紊乱，防止各种并发症发生，维持热量供应，鼻饲流质食物。

第七节　尿　量

一、概念

尿量主要取决于肾小球的滤过率，肾小管重吸收和浓缩与稀释功能。此外尿量变化还与外界因素，如每日饮水量、食物种类、周围环境（气温、湿度）、排汗量、年龄、精神因素、活动量等相关。

二、正常范围

一般健康成人尿量为 $1 \sim 1.5L/24$ 小时或 $1ml$（h/kg）。昼夜尿量之比为 $2 \sim 4 : 1$，小儿的尿量个体差异较大，按体重计算较成人多 $3 \sim 4$ 倍。

三、分型

1. 多尿

24 小时尿量大于 2.5L 称为多尿。

在正常情况下多尿可见于饮水过多或多饮浓茶、咖啡，精神紧张、失眠等情况；也可见于使用利尿剂或静脉输液过多时。病理性多尿常因肾小管重吸收障碍和浓缩功能减退，可见于如下疾病。

内分泌病：如尿崩症、糖尿病等。尿崩症时，由于抗利尿激素分泌不足或肾小管上皮细胞对 ADH 的敏感度降低（肾源性尿崩症），从而使肾小管重吸收水分的能力降低，此种尿相对密度很低（常小于 1.010）。而糖尿病尿量

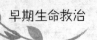

增多为溶质性利尿现象，即尿中含有大量葡萄糖和电解质、相对密度高，借此可与尿崩症区别。

肾疾病：慢性肾炎、肾功能不全、慢性肾盂肾炎、多囊肾、肾髓质纤维化或萎缩，肾小管破坏致使尿浓缩功能减退，均可导致多尿。其特点为昼夜尿量的比例失常，夜尿增多。

精神因素：如癔症大量饮水后。

药物：如噻嗪类、甘露醇、山梨醇等药物治疗后。

2. 少尿

24 小时尿量少于 0.4L 或每小时尿量持续少于 17ml 称为少尿。

生理性少尿见于机体缺水或出汗过多时，在尚未出现脱水的临床症状和体征之前可首先出现尿量的减少。病理性少尿可见于如下几类。

（1）肾前性少尿：①各种原因引起的脱水如严重腹泻、呕吐、大面积烧伤引起的血液浓缩；②大失血、休克、心功能不全等导致的血压下降、肾血流量减少或肾血管栓塞或肾动脉狭窄引起的肾缺血；③重症肝病、低蛋白血症引起的全身水肿、有效血容量减低；④当严重创伤、感染等应激状态时，可因交感神经兴奋、肾上腺皮质激素和抗利尿激素分泌增加，使肾小管再吸收增强而引起少尿。

（2）肾性少尿：①急性肾小球肾炎时，滤过膜受损，肾内小动脉收缩，毛细血管腔变窄、阻塞、滤过率降低而引少尿，此种尿的特性是高渗量性尿；②各种慢性肾功能衰竭时，由于肾小球滤过率减低也出现少尿，但其特征是低渗量性少尿；③肾移植术后急性排异反应，也可导致肾小球滤过率下降引起少尿。

（3）肾后性少尿：单侧或双侧上尿路梗阻性疾病，尿液积聚在肾盂而不能排出，可见于尿路结石、损伤、肿瘤以及尿路先天畸形和机械性下尿路梗阻及膀胱功能障碍、前列腺肥大症等。

3. 无尿

24 小时尿量小于 0.1L，或在 12 小时内完全无尿者称为无尿。

四、处理措施

多尿：查找原因，如睡前少喝水；晚餐尽量不喝汤或不喝稀饭，尽量避免下午或睡前静脉输液等；服利尿剂时，应在早晨一次性服用；不要过多饮酒，因为饮酒过多可造成前列腺和会阴部局部充血，会引起排尿困难、尿潴留；服用药物方面，要慎用颠茄、阿托品、溴丙氨太林等药物，因为这类药物能削弱膀胱肌肉的收缩能力，引起排尿困难；去除病因，及时治疗前列腺增生症、慢性肾盂肾炎、膀胱、尿道的炎症、糖尿病、高尿酸血症等疾病。

少尿：少尿已引起明显水肿者，应严格限制水及钠盐的进入量。有时盐限制于 0.5～1 克/日；少尿水肿较重时，应限制体力活动，因休息时，可减少能量消耗，增加肾血流量，从而增加尿量；如伴有肾功能损害时，应减少蛋白质的进量。

第八节　皮肤和黏膜

一、概念

皮肤和黏膜将人体保护起来，使人体对外界形成了一个密闭的系统，当有害物质将要侵入人体时，首先是皮肤和黏膜将外界致病因素阻挡在体外。所以皮肤和黏膜是人体抗感染的第一道防线。

二、分型

暴露部位皮疹：可呈各种皮疹，轻者为稍带水肿的红斑，重者出现水泡、溃疡、糜烂及皮肤萎缩、色素沉着及瘢痕形成。

蝴蝶斑：典型颊部蝴蝶斑只见于 1/3～1/2 患者，非每例皆有之。蝶形红斑常具诊断特异性。

光过敏、脱发：值得重视的是脱发。美国风湿病学会旧分类标准有此一项，1982 年修订时删除，美国患者 21%～57% 有脱发，但我国患者似高于此。尽管脱发轻重定义难下，但明显脱发应是重要体征之一。

其他皮疹：如颊部红斑、盘状红斑（伴有盘状红斑的 SLE 患者病情常较轻，肾脏受累者少见，预后较不伴有盘状红斑的患者为好）、深部狼疮（又称狼疮性脂膜炎，有脂膜炎样结节）、斑丘疹。血管性皮肤病变：血管炎症或血管痉挛所致，一般为小血管及毛细血管受累，以血管炎性皮损、雷诺现象、甲周红斑、甲床裂片出血、网状青斑（与抗心磷脂抗体有关，多见于下肢和手掌）、手掌网状青斑、狼疮性冻疮（冻疮样皮损）、毛细血管扩张（多见于手指掌面和小鱼际等处）、甲周和指尖红斑、杵状指、皮下结节等。肢端明显血管炎可引起坏死、色素沉着、皮肤过度角化。皮肤色素沉着（多在日光暴露区）。

黏膜溃疡：口腔黏膜红斑糜烂、鼻黏膜溃疡、牙龈炎。口腔或鼻咽部无痛性溃疡是诊断标准之一。

皮肤黏膜淋巴结综合征又称川崎病（Kawa sake disease），是一种以变态反应性全身小血管为主要病理改变的结缔组织病。主要表现为急性发热、皮肤黏膜病损和淋巴结肿大。婴幼儿多见。

第三章
神经系统危象识别

第一节 硬脑膜外血肿

一、定义

头部外伤后，常因颅骨骨折致硬脑膜动静脉撕裂，以及颅骨板障静脉出血使血液积聚于硬脑膜外腔和颅骨之间，形成硬脑膜外血肿。血肿形成使硬脑膜与颅骨内板剥离，又可撕裂另外一些小的血管，导致血肿不断增大。

二、诊断要点

头部外伤史；意识障碍，有三种情况：

（1）无原发昏迷，血肿增大，出现进行性颅内压增高和意识障碍。

（2）昏迷－清醒－昏迷，中间清醒期。

（3）伤后持续昏迷；以中间清醒期最为常见和典型。

颅压增高，头痛、恶心、呕吐、烦躁、视盘水肿等；头颅 MRI 可见颅骨内板下凸透镜状异常信号区，其 T1、T2 信号强度与血肿形成的时间有关；病情重或设备条件限制不能做 CT 检查者，应根据受伤机制、临床表现初步判断，及早通过钻孔探查明确诊断，并行手术治疗，以免延误抢救时机。

三、处理措施

1. 内科处理

监测生命体征、血氧饱和度和神经系统功能，若有神经功能恶化，及时复查头颅 CT；保持气道通畅；吸氧，避免低氧血症；避免低血压；降低颅内压：头高 15°～30°，可给予甘露醇、呋塞米、轻度过度通气（P_{CO_2} 维持在 25～35mmHg）；预防性使用抗癫痫药；止血；激素；维持水、电解质平衡；对症降温、镇静；营养支持；病情稳定后，可开始外科治疗。

2. 外科处理

手术指征：病情危急，已有脑疝者；CT 显示幕上血肿＞30ml，幕下血肿＞10ml，中线结构有移位；病情进行性加重，并出现意识障碍加重、瞳孔变化或局灶性神经系统症状者。除入院时已出现脑疝者外，应争取在脑疝出现前明确诊断并手术治疗。

手术方法：多采用骨瓣开颅硬脑膜外血肿清除术，少数情况下，也可采用钻孔引流术。

第二节　硬脑膜下血肿

一、定义

头部外伤后，脑皮质动静脉或桥静脉撕裂，血肿积聚于硬脑膜下腔，多在脑挫裂伤基础上发生。3 天以内为急性硬脑膜下血肿，3 周以内为亚急性硬脑膜下血肿，3 周以上为慢性硬脑膜下血肿。急性硬脑膜下血肿为最常见的外伤性颅内血肿。（图 3 – 1）

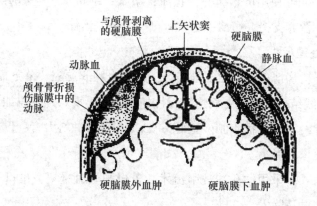

图 3 – 1　硬脑膜外血肿与硬脑膜下血肿

二、诊断要点

（1）头部外伤史。

（2）急性和亚急性硬脑膜下血肿多有进行性意识障碍，少数可有中间清醒期。

（3）颅压增高：头痛、恶心、呕吐、烦躁、视盘水肿等。

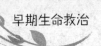

（4）其他：慢性硬脑膜下血肿多见于老年人，表现为慢性颅压增高，精神症状，智能下降等，头部外伤常轻微，易被病人忽视。可有小脑幕裂孔疝：患侧瞳孔散大，对光反射迟钝或消失，对侧肢体瘫痪，锥体束征。可有局灶性神经功能障碍。血常规可有应激表现，如白细胞增高等。

头颅 CT 可见颅骨内板下新月状高密度区，慢性硬脑膜下血肿可表现混杂密度区。头颅 MRI 可见新月状异常信号区，其 T1、T2 信号强度与血肿形成的时间有关。

三、处理措施

1. 内科处理

监测生命体征、血氧饱和度和神经系统功能，若有神经功能恶化，及时复查头颅 CT；保持气道通畅，吸氧，避免低氧血症；避免低血压；降低颅内压：头高 15°～30°、甘露醇、呋塞米、轻度过度通气（PCO_2 维持在 25～35mmHg）；预防性使用抗癫痫药；止血；激素；维持水、电解质平衡；对症降温、镇静；营养支持；病情稳定后，可开始康复治疗。

2. 外科处理

手术指征：病情危急，已有脑疝者；幕上血肿 >30ml，幕下血肿 >10ml，或 CT 显示中线结构有移位；病情进行性加重，并出现意识障碍加重、瞳孔变化或局灶性神经系统症状体征，复查头颅 CT 显示血肿增大者；慢性硬脑膜下血肿出现颅压增高者。

手术方法：多采用钻孔冲洗引流术，若血肿呈血凝块，也可采用骨瓣开颅硬脑膜下血肿清除术。

第三节　急性脑内血肿

一、定义

外伤性脑内血肿绝大多数均属急性，少数为亚急性，特别是位于额、颞前部和底部的浅层脑内血肿，往往与脑挫裂伤及硬脑膜下血肿相伴发。深部血肿，多于脑实质内，系因脑受力变形或剪力作用致使深部血管撕裂出血而致，出血较少、血肿较小时，临床表现亦较缓。血肿较大时，位于脑基底节、丘脑或脑室壁附近的血肿，可向脑室溃破造成脑室内出血，病情往往较重，预后不良。

二、临床表现

脑内血肿的临床表现，依血肿的部位而定，位于额、颞前端及底部的血肿与对冲性脑挫裂伤、硬脑膜下血肿相似，除颅内压增高外，多无明显定位症状或体征。若血肿累及重要功能区，则可出现偏瘫、失语、偏盲、偏身感觉障碍以及局灶性癫痫等征象。因对冲性脑挫裂伤所致脑内血肿病人，伤后意识障碍多较持久，且有进行性加重，多无中间意识好转期，病情转变较快，容易引起脑疝。因冲击伤或凹陷性骨折所引起的局部血肿，病情发展较缓者，除表现局部脑功能损害症状外，常有头痛、呕吐、眼底水肿等颅内压增高的征象。

三、处理措施

1. 手术治疗

对急性脑内血肿的治疗与急性硬脑膜下血肿相同，均属脑挫裂伤复合血肿，两者还时常相伴发。手术方法与外伤性急性硬脑膜下血肿类似。血肿主要为固定血块，往往合并的脑挫裂伤和水肿较严重，可能有活动性出血。故多采用骨窗或骨瓣开颅术，清除硬脑膜下血肿及破碎坏死脑组织，并探查额、颞叶脑内血肿，予以清除。遇有清除血肿后颅内压缓解不明显，应在脑表面挫伤严重、脑回膨隆变宽、触之有波动处穿刺。少数脑内血肿可用钻孔穿刺，此时血肿内容以液体为主，其四周并无严重脑挫伤或水肿；血肿清除手术后可能残留的小凝块可液化吸收，一般不会引起临床症状，不需要再次手术。血肿破入脑室者，应行脑室穿刺引流。病情发展较急的病人预后较差，死亡率高达50%左右。

在血肿部位形成骨瓣后，如发现硬脑膜张力很高，则不宜骤然将之切开，以免发生急性脑膨出，引起脑组织嵌顿，加重已有的脑损伤。可在紧急脱水、利尿或适当过度换气等辅助措施下，在硬脑膜上切一小口进行穿刺，吸出血肿；或在血肿表面做 2~3cm 长的直线脑膜切口，再同向切开暴露的脑皮层和白质，将血肿和破碎脑组织吸出部分后，再放射状剪开脑膜，清除血肿及其他破碎脑组织。如果颅内压仍未显著下降，则表明可能另有血肿存在、应在其他可疑部位另行钻孔探查。

2. 非手术治疗

入院后及时给予脱水、利尿、止血、抗感染等治疗。脑挫裂伤不重，血肿较小，不足 30ml，临床症状轻，神志清楚，病情稳定，或颅内压测定不超过 25mmHg 者，可采用非手术治疗。发展较缓的亚急性病人，应视颅内压增高的情况而定，如呈进行性加重，有形成脑疝可能者，宜改为手术治疗。对少数慢性脑内血肿，已有囊变者，颅内压正常，则无需特殊处理，除非有难治性癫痫外，一般不考虑手术治疗。

第四节　后颅窝硬脑膜外血肿

一、临床分类与表现

急性后颅窝硬脑膜外血肿受伤后 3 日内发病，枕部着力，乳突根部皮下瘀血、肿胀，病人头痛剧烈，呕吐频繁，血压升高，烦躁不安，具有典型急性高颅内压表现，小脑共济失调少见。血肿巨大者可很快出现昏迷，双侧瞳孔散大，呼吸骤停，直至死亡。X 线片，可在汤氏位片上发现枕骨骨折或人字缝分离。CT 扫描可发现后颅窝高密度血肿影，骨窗位可见枕骨骨折。

亚急性与慢性后颅窝硬脑膜外血肿亚急性血肿在伤后 4 日至 3 周内发病，慢性血肿则在 3 周后出现症状。此二类血肿病程长，病情发展慢。枕乳部着力外伤，可有头痛、呕吐，查体常发现眼底水肿，少数病人可有眼球水平震颤或小脑共济失调。CT 扫描可发现后颅窝混杂高密度、等密度或低密度血肿。

二、治疗原则

后颅窝硬脑膜外血肿一旦确诊，应立即手术清除血肿。

第五节　小脑血肿

一、发病机制

单纯小脑血肿少见，常见于后颅窝粉碎性凹陷性骨折，小脑挫伤，小脑皮质小动脉、小静脉或回流的桥静脉损伤出血等。小脑硬脑膜下血肿多合并严重的脑干损伤，愈合极差。

二、临床表现

常见于严重的颅脑外伤病人，伤后立即昏迷，甚至呼吸困难、血压下降。CT扫描可发现后颅窝硬脑膜下血肿，小脑脑内血肿，第四脑室受压移位。如同时合并脑干损伤者大多很快死亡。

三、治疗原则

一旦CT扫描确诊小脑血肿，应即手术清除，手术方法视血肿部位而设计切口，血肿清除后往往要做侧脑室穿刺外引流术。
.

第六节　急性脑卒中

一、概念

急性脑卒中常伴有明显的自主神经症状，大多数是由于病变直接、间接引起的丘脑下部损害所致，可作为重度脑卒中的临床诊断及判断预后的参考指标。

二、诊断要点

临床表现以猝然昏倒、不省人事或突然发生口眼歪斜、半身不遂、舌强言謇、智力障碍为主要特征。

脑中风包括缺血性中风（短暂性脑缺血发作、动脉粥样硬化性血栓性脑

梗死、腔隙性脑梗死、脑栓塞）、出血性中风（脑出血、蛛网膜下隙出血）、高血压脑病和血管性痴呆四大类。

三、处理措施

康复期运动障碍的治疗；药物治疗；干细胞移植治疗；经颅超声溶栓治疗；中药治疗。

第七节　脑出血

一、概念

脑出血，俗称脑溢血，属于"脑中风"的一种，是中老年高血压患者一种常见的严重脑部并发症。脑出血是指非外伤性脑实质内血管破裂引起的出血，最常见的病因是高血压、脑动脉硬化、颅内血管畸形等，常因用力、情绪激动等因素诱发，故大多在活动中突然发病，临床上脑出血发病十分迅速，主要表现为意识障碍、肢体偏瘫、失语等神经系统的损害。它起病急骤、病情凶险、死亡率非常高，是目前中老年人致死性疾病之一。

二、诊断要点

一般表现为不同程度的突发头痛、恶心呕吐、言语不清、小便失禁、肢体活动障碍和意识障碍。

位于非功能区的小量出血可以仅仅表现为头痛及轻度的神经功能障碍，而大量出血以及大脑深部出血、丘脑出血或者脑干出血等可以出现迅速昏迷，甚至在数小时及数日内出现死亡。

典型的基底节出血可出现突发肢体的无力及麻木，语言不清或失语，意识障碍，双眼向出血一侧凝视，可有剧烈疼痛，同时伴有恶心呕吐、小便失禁症状。

丘脑出血常破入脑室，病人有偏侧颜面和肢体感觉障碍，意识淡漠，反应迟钝。

脑桥出血小量时可有出血一侧的面瘫和对侧肢体瘫痪，而大量时可迅速出现意识障碍、四肢瘫痪、眼球固定，危及生命。

小脑出血多表现为头痛、眩晕、呕吐、构音障碍等小脑体征，一般不出现典型的肢体瘫痪症状，血肿大量时可侵犯脑干，出现迅速昏迷、死亡。

脑出血属于神经科急诊，需要在短时间内立刻明确诊断，目前辅助检查主要分为实验室检查和影像学检查两种。

头颅 CT 检查：可显示圆形或卵圆形均匀高密度血肿，发病后即可显示边界清楚的新鲜血肿，并可确定血肿部位、大小、形态以及是否破入脑室，血肿周围水肿带和占位效应等；如脑室大量积血可见高密度灶，脑室扩张，1 周后血肿周围可见环形增强，血肿吸收后变为低密度或囊性变。

三、处理措施

（1）一般治疗：安静休息，一般卧床休息 2～4 周。保持呼吸道通畅，防止舌根后坠，必要时行气管切开，有意识障碍、血氧饱和度下降的患者应予以吸氧。危重患者应予以心电监测，进行体温、血压、呼吸等生命体征的监测。

（2）控制血压：脑出血患者血压会反射性升高，过高的血压会更加引起出血增加，而过低的血压又会影响到健康脑组织的血供，所以对于脑出血患者，应该选用较为有效的降压药物将血压控制在发病之前的基础血压水平。

（3）控制脑水肿，降低颅内压：颅内压的升高可引起患者较为明显的症状，如恶心、呕吐等，严重的还会引起脑疝导致生命危险。所以降低颅内压控制脑水肿是脑出血治疗的重要措施，发病早期可用甘露醇脱水，并辅助以呋塞米进行脱水，同时注意监测患者肾功能，注意复查血常规，防止水、电解质紊乱。

（4）预防并发症：可预防性使用抗生素以及降低胃酸分泌的药物防止肺部感染及上消化道应激性溃疡的发生。早期可行胃肠减压一来可观察是否存在应激性溃疡，二来可减轻患者胃肠道麻痹引起的腹胀，避免胃内容物因呕吐而发生吸入性肺炎。

（5）手术治疗：大脑出血量大于 30ml，小脑出血量大于 10ml；患者出血后意识障碍情况，Ⅰ级一般不需手术，Ⅴ级病情出于晚期也无法手术，Ⅱ级～Ⅳ级需要手术治疗，Ⅱ级患者若一般情况可，也可首选内科保守治疗，

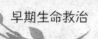
根据病情变化再决定，IV级患者若出血时间短、出血量大、进展快、脑疝形成时间长，则无法手术；位置较为表浅的出血一般多可手术，而较为深在出血如脑干局部出血，若无意识障碍，可保守治疗。对于出血量较少但患者病情明显加重的需要警惕是否存在持续出血，术前应充分考虑。手术可选择性采取开颅清除血肿、穿刺抽吸血肿或脑室穿刺引流血肿。

第八节　脑梗死

一、定义

动脉硬化性脑梗死是指脑部的动脉系统中（主要为颈内－大脑中动脉系统或椎－基底动脉系统两个脑供血系统）的动脉粥样硬化和血栓形成使动脉管腔狭窄、闭塞，导致该动脉供血区局部脑组织的坏死，临床上表现为偏瘫、偏身麻木、讲话不清等突然发生的局源性神经功能缺损症状，旧称脑血栓形成。该病为常见的脑血管病，占脑血管病的 70%，55 岁以上的老年人发病率高，男性比女性高。

二、诊断要点

一般突然起病，常开始于一侧上肢，然后在数小时或一、二天内其神经功能障碍症状进行性累及该侧肢体的其他部分。多数不伴头痛、呕吐等颅内高压症状，较大动脉闭塞后数日内发生的继发性脑水肿可使症状恶化并导致意识障碍，严重脑水肿还可引起脑疝，有致命性的危险。（图 3-2）

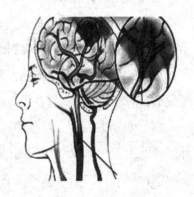

图 3-2　脑梗死

大脑中动脉及其深穿支：最易受累，出现对侧偏瘫（程度严重）、偏侧麻木（感觉丧失）、同向偏盲，主侧半球（通常为左侧）受累时可表现失语，非优势半球受累时则发生失用症。

颈内动脉：可引起同侧眼失明，其他症状常常与大脑中动脉及其深穿支闭塞后出现的症状难于鉴别。

大脑前动脉：不常见，一侧可引起对侧偏瘫（下肢重，上肢轻）、强握反射及尿失禁。双侧受累时可引起情感淡漠、意识模糊，偶可出现缄默状态及痉挛性截瘫。

大脑后动脉：可有同侧偏盲、对侧偏身感觉丧失、自发的丘脑性疼痛，或突然发生不自主的偏身抽搐症；优势半球受累时可见失读症。

椎－基底动脉：眼球运动麻痹、瞳孔异常、四肢瘫痪、进食吞咽困难、意识障碍甚至死亡。

三、处理措施

对高血压、糖尿病、动脉粥样硬化等原发病的治疗；抗凝治疗；给予血管扩张剂；降血脂、降低血黏度；血管手术，切除血管内膜和硬化斑或血管扩张成形术；对症治疗及合并症的治疗。

第九节　蛛网膜下隙出血

一、定义

蛛网膜下隙出血系由脑底或脑表部位血管破裂，血液进入蛛网膜下隙引起的一种临床综合征。（图 3 - 3）

二、诊断要点

部分病人以往有头痛发作史，多在活动中突发剧烈头痛、呕吐，少数有精神症状和癫痫发作、头昏、眩晕以及颈、背、下肢疼痛等。

少数有某一肢体轻瘫或感觉障碍，一侧动眼神经麻痹。眼检查可见玻璃体下片状出血，

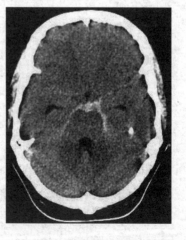

图 3 - 3　蛛网膜下隙出血

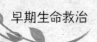
部分病例可见视盘水肿。偶见后组颅神经及脑干症状等。极个别重型者可迅速进入深昏迷，呈去大脑强直。脑血管畸形者，有时可在局部闻及血管杂音。

腰穿脑脊液压力增高，呈均匀血性。

颅脑 CT 示脑表蛛网膜下隙、脑池含血，静脉注射增强剂部分可显示出畸形血管，对有无脑内血肿、血管痉挛和阻塞性脑积水可作出评价。

脑血管造影可证实脑动脉瘤、脑动静脉畸形等，为手术治疗提供依据。

三、处理措施

绝对卧床休息至少 4~6 周，避免激动、过分用力咳嗽和排便，防止再出血。

服用镇静止疼剂，用 20% 甘露醇、呋塞米等降低颅内压。

大剂量止血剂 6-氨基己酸 8~12g，1 次/日，连用 7~10 天后渐减量，疗程 3 周（肾功能损害者慎用）。

预防脑血管痉挛：钙离子拮抗剂尼莫地平（尼莫通）注射液 100mg 微量注射器缓慢推注，或尼莫地平片（20mg，3 次/日，口服 21 天）。

腰穿放出血性脑脊液，每次 15~20ml，1 次/3~4 日；

根据脑血管造影情况，行选择性手术治疗。

第十节　脑挫裂伤

一、定义

脑挫裂伤是指头部外伤后脑组织发生的器质性损伤。在颅脑损伤中较为常见，一般发生在着力部位或对冲部位，严重时可造成脑深部结构的损伤。损伤的脑组织呈不同的点片状出血、破裂、水肿和坏死，常合并有邻近部位局灶性脑水肿或弥散性脑肿胀以及不同程度的颅内血肿。根据暴力大小、损伤机制理和损伤部位，脑挫裂伤有轻重程度之分。临床表现大多为昏迷的时间较长、有神经系统定位体征及脑膜刺激征。伤情严重或处理不及时，致残率和死亡率均很高。

二、诊断要点

头伤后昏迷时间多超过半小时，甚至数日或更长时间。

有颅内压增高和蛛网膜下腔出血的表现，如头痛、恶心、呕吐、躁动不安、呼吸和脉搏增快、血压正常或偏高、颈强直和克氏征阳性。若出现脉搏慢、呼吸慢、血压高，多合并颅内血肿。

神经系统定位体征，如偏瘫、失语、局灶性癫痫等。

腰椎穿刺检查颅内压多增高，脑脊液常呈血性。

X线摄片检查有或无颅骨骨折，头部CT或磁共振检查常显示脑出血和脑水肿征象，并可鉴别有无颅内血肿。

三、处理措施

（1）轻症对症处理即可，如头痛者可给予罗通定、去痛片等镇痛剂，失眠者可使用地西泮、苯巴比妥等药物；重症病人进行脱水治疗。给予抗生素预防感染，特别注意肺部和泌尿道感染。

（2）保持呼吸道通畅。

（3）防治脑水肿：①限制入水量。②脱水治疗。③激素治疗。④冬眠低温治疗。⑤巴比妥昏迷治疗。

（4）伤情严重者选择手术减压治疗。

（5）对症支持治疗。

（6）神经营养性药物治。

（7）加强护理、预防并发症治疗。

第十一节　脑干损伤

一、定义

脑干损伤是指中脑、脑桥和延髓的损伤，是一种严重的颅脑损伤，常

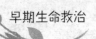

分为两种：原发性脑干损伤，外界暴力直接作用下造成的脑干损伤；继发性脑干损伤继发于其他严重的脑损伤之后，因脑疝或脑水肿而引起脑干损伤。

二、诊断要点

原发性脑干损伤病人，伤后常立即昏迷，轻者对痛刺激可有反应，重者昏迷程度深，一切反射消失。如有昏迷持续时间较长，很少出现中间清醒或中间好转期，应想到合并颅内血肿或其他原因导致的继发性脑干损伤。

中脑损伤时，初期两侧瞳孔不等大，伤侧瞳孔散大，对光反应消失，眼球向下外倾斜；两侧损伤时，两侧瞳孔散大，眼球固定。脑桥损伤时，可出现两瞳孔极度缩小，光反射消失，两侧眼球内斜，同向偏斜或两侧眼球分离等征象。

去皮质强直是中脑损伤的重要表现之一。表现为伸肌张力增高，两上肢过伸并内旋，下肢亦过度伸直，头部后仰呈角弓反张状。损伤较轻者可为阵发性，重者则持续发作。

锥体束征是脑干损伤的重要体征之一。包括肢体瘫痪、肌张力增高，腱反射亢进和病理反射出现等。如脑干一侧性损伤则表现为交叉性瘫痪，包括肢体瘫痪、肌张力增高、腱反射亢进及病理反射阳性。严重损伤处于急性休克期时，全部反射可消失，病情稳定后才可出现。

陈-施呼吸；当脑桥中下部的呼吸中枢受损时，可出现抽泣样呼吸；当延髓的吸气和呼气中枢受损时，则发生呼吸停止。在脑干继发性损害的初期，如小脑幕切迹疝的形成时，先出现呼吸节律紊乱、陈-施呼吸，在脑疝的晚期颅内压继续升高，小脑扁桃体疝出现，压迫延髓，呼吸即先停止。

当延髓损伤严重时，表现为呼吸心跳迅速停止，病人死亡。较高位的脑干损伤时出现的呼吸循环紊乱常先有一兴奋期，此时脉搏缓慢有力，血压升高，呼吸深快或呈喘息样呼吸，以后转入衰竭、脉搏频速、血压下降、呼吸呈潮式，最终心跳呼吸停止。

脑干损伤后有时可出现高热，这多由于交感神经功能受损，出汗功能障碍，影响体热发散所致。当脑干功能衰竭时，体温则可降至正常以下。

内脏症状：上消化道出血为脑干损伤应激引起的急性胃黏膜病变所致；顽固性呃逆；神经源性肺水肿是由于交感神经兴奋，引起体循环及肺循环阻力增加所致。

对于伤后立即昏迷并进行性加重、瞳孔大小多变、早期发生呼吸循环功能衰竭、出现去皮质强直及双侧病理征阳性的病人，原发性脑干损伤的诊断基本成立。

继发性脑干损伤的症状、体征皆在伤后逐渐产生。原发性颅内压不高，而继发性则明显升高。CT 和 MRI 也是诊断的有效手段。

三、处理措施

（1）治疗昏迷时程较长的重度原发脑干伤，要尽早行气管切开、呼吸机辅助呼吸及亚低温治疗。

（2）对于轻度脑干损伤的病人，可按脑挫裂伤治疗，部分患者可获得良好疗效，而对于重者，其死亡率很高，所以救治工作应仔细认真，同时密切注意防治各种并发症。

（3）保护中枢神经系统，酌情采用冬眠疗法，降低脑代谢；积极抗脑水肿；使用激素及神经营养药物。

（4）全身支持疗法，维持营养，预防和纠正水、电解质紊乱。

（5）积极预防和处理并发症，最常见的是肺部感染、尿路感染和褥疮。加强护理，严密观察，早期发现，及时治疗，对于意识障碍严重、呼吸功能紊乱的病人，早期实施气管切开非常必要，但气管切开后应加强护理，减少感染。

（6）对于继发性脑干损伤应尽早明确诊断，及时去除病因。若拖延过久，则疗效不佳。

（7）恢复期应着重于脑干功能的改善，可用苏醒药物，高压氧舱治疗，增强机体抵抗力和防治并发症。

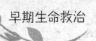

第十二节　开放性颅脑伤

一、定义

头部受到锐器、火器、偶或钝器的打击，引起头皮、颅骨及颅内结构的联合损伤，并使颅腔与外界直接沟通，称为开放性颅脑伤。包括头皮裂开、开放性颅骨骨折和硬脑膜破损的开放性脑损伤。

二、诊断要点

（1）局限性开放伤未伤及脑重要结构或无颅内高压患者，通常无意识障碍。

（2）广泛性脑损伤，脑干或下丘脑伤，合并颅内血肿或脑水肿引起颅内高压者，可出现不同程度的意识障碍。

（3）脑损伤部位不同，可出现偏瘫、失语、癫痫、同向偏盲、感觉障碍等。

（4）创口小、创道内血肿或（和）合并颅内血肿以及广泛性脑挫裂伤而引起严重颅内压升高者，可出现头痛、呕吐、进行性意识障碍，甚至发生脑疝。

（5）若伤口有脑脊液或脑组织流出，即确诊为开放性颅脑损伤。

（6）颅骨平片：了解颅骨骨折的部位、类型、移位情况、颅内金属异物或嵌入物的位置等。

（7）头颅 CT 扫描对诊断颅内血肿、脑挫裂伤、蛛网膜下隙出血、中线移位、脑室大小形态、颅内异物以及颅骨骨折亦可显示，但不如 X 线平片显示完整。

三、处理措施

1. 急救

（1）昏迷患者首先要保持呼吸道通畅。

（2）有瞳孔散大或呼吸功能不全者，应先就地抢救，稳定后尽快转往设有神经外科的医院。

（3）止血抗休克。

（4）创口用无菌敷料包扎，脑膨出时应妥为保护。

（5）创口内留有致伤物，无开颅手术条件时，不应该贸然拔出。

2. 清创

早期（不超过伤后 72h，6h 最好），一次（一期缝合）彻底（血肿、异物清除和止血彻底）清创，清创后伤道敞开、脑搏动出现和硬脑膜能行无张力缝合。

（1）头皮创口清创应切除失活组织，修齐创缘，清除所有异物，根据需要作 S 形或弧形切开，扩大创口。

（2）摘除颅骨碎骨片，扩大咬除颅骨，根据颅内手术需要形成骨窗或将大的骨片作为骨瓣保留。

（3）修剪硬脑膜并剪开扩大，显露伤道。

（4）清除脑内异物、碎化脑组织、血块、碎骨片，彻底止血。

（5）彻底清创后，若脑组织塌陷，脑搏动良好，脑压不高，应一期修补缝合硬脑膜。

（6）若脑挫裂伤脑水肿严重，脑搏动差，颅内压高，可不缝合硬脑膜并行扩大骨窗或去骨瓣减压术，但头皮应分层缝合。

（7）若头皮张力过大，可作切口延长，筋膜下游离，两侧减张切开或转移皮瓣封闭头皮创口。

3. 急救和后送

（1）保持呼吸道通畅，防止窒息，病人应侧俯卧。

（2）迅速包扎头部和其他部位伤口，减少出血，有脑膨出时，用敷料绕其周围，以免污染和增加损伤。

（3）防止休克：对休克伤员，应查明原因及时急救处理。

（4）紧急处理危及生命的颅内血肿。

（5）应用抗生素，并常规注射破伤风抗毒素。

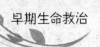

第十三节　外伤性脑水肿

一、定义

外伤性脑水肿指头部损伤后，过多的液体积聚在脑组织的细胞外间隙和/或细胞内的一种病理状态，当其发生在其他颅脑损伤之后时，称为继发性外伤性脑水肿，是颅脑损伤最常见的一种继发病变；当其单独存在，或合并存在的其他颅脑损伤很轻或不明显时，则称之为原发性外伤性脑水肿，其中以继发性者多见。

二、诊断要点

（1）脑水肿的发生在脑损伤后几乎是立即发生的；

（2）脑水肿对生命有危险（如脑疝形成），一般发生于伤后24小时左右。

（3）有程度不同的颅内高压症状和体征，除非局限性脑水肿程度相当重，一般局限性单纯脑水肿较难引起脑疝和死亡。

（4）弥漫性脑水肿：肉眼观脑体积增大、重量显著增加，可达到1600～1700g。而正常成人男性脑重1300～1400g。脑回增宽，脑沟变浅，脑室受压变狭小，触之较正常脑变实，伴有脑膜血管淤血扩张。意识障碍出现较快，在伤后数小时或数天，同时伴有颅内高压症状和体征。

三、处理措施

（1）解除病因及采用综合性的脑水肿治疗，两方面相辅相成。

（2）改善脑缺氧是防治脑水肿的重要措施。

（3）首先要保持呼吸道通畅，如出现低氧血症与高碳酸血症时，需采用辅助呼吸，控制性通气。

（4）颅脑外伤病人持续昏迷，当即进行气管切开，充分给氧。

（5）脱水治疗，根据病情，选用脱水药物，目前常用20%甘露醇、呋塞米。可辅以浓缩血清白蛋白，脱水降压效果好。

（6）促进脑血流灌注，改善微循环，降低血脑屏障通透性，可应用钙离子通道拮抗剂（如尼莫地平）。

（7）促进和改善脑代谢的功能：尼莫地平作为钙离子阻断剂有保护细胞膜，阻抑钙离子进入细胞内的作用，胞二磷胆碱是卵磷脂在脑内生物合成过程中的重要辅酶，而卵磷脂是神经细胞膜的重要组成成分，脑活素、脑复康、都可喜等药物有促进细胞氧化还原作用，增加细胞能量，加速脑细胞功能的修复。

第十四节　脊柱脊髓创伤

一、定义

脊柱脊髓损伤常发生于工矿、交通事故，战时和自然灾害时可成批发生。伤情严重复杂，多发伤、复合伤较多，并发症多，合并脊髓伤时预后差，甚至造成终生残疾或危及生命。

二、诊断要点

1. 脊柱骨折

有严重外伤史，如高空落下、重物打击头颈或肩背部、塌方事故、交通事故等。患者感觉受伤局部疼痛，颈部活动障碍，腰背部肌肉痉挛，不能翻身起立。骨折局部可扪及局限性后突畸形。由于腹膜后血肿刺激自主神经，肠蠕动减慢，常出现腹胀、腹痛等症状，有时需与腹腔脏器损伤相鉴别。

2. 合并脊髓和神经根损伤

脊髓损伤后，在损伤平面以下的运动、感觉、反射及括约肌和自主神经功能受到损害。可出现以下症状。

感觉障碍：损伤平面以下的痛觉、温度觉、触觉及本体觉减弱或消失。

运动障碍：脊髓休克期，脊髓损伤节段以下表现为软瘫，反射消失。休克期过后若是脊髓横断伤则出现上运动神经元性瘫痪、肌张力增高、腱反射亢进、出现髌阵挛和踝阵挛及病理反射。

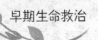

括约肌功能障碍：脊髓休克期表现为尿潴留，系膀胱逼尿肌麻痹形成无张力性膀胱所致。休克期过后，若脊髓损伤在骶髓平面以上，可形成自动反射膀胱，残余尿量少于100ml，但不能随意排尿。若脊髓损伤平面在腰椎部骶髓或骶神经根损伤，则出现尿失禁，膀胱的排空需通过增加腹压（用手挤压腹部）或用导尿管来排空尿液。大便也同样出现便秘和失禁。

3. 不完全性脊髓损伤

损伤平面远侧脊髓，运动或感觉仍有部分保存时，称之为不完全性脊髓损伤。临床上有以下几型。

（1）脊髓前部损伤：表现为损伤平面以下的自主运动和痛觉消失。由于脊髓后柱无损伤，病人的触觉、位置觉、振动觉、运动觉和深压觉完好。

（2）脊髓中央性损伤：在颈髓损伤时多见。表现上肢运动丧失，但下肢运动功能存在或上肢运动功能丧失明显比下肢严重。损伤平面的腱反射消失而损伤平面以下的腱反射亢进。

（3）脊髓半侧损伤综合征：表现损伤平面以下的对侧痛温觉消失，同侧的运动功能、位置觉、运动觉和两点辨觉丧失。

（4）脊髓后部损伤：表现损伤平面以下的深感觉、深压觉、位置觉丧失，而痛温觉和运动功能完全正常。多见于椎板骨折伤员。

三、辅助检查

X线检查：常规摄脊柱正侧位，必要时照斜位。阅片时测量椎体前部和后部的高度与上下邻椎相比较；测量椎弓根间距和椎体宽度；测量棘突间距及椎间盘间隙宽度并与上下邻近椎间隙相比较。测量正侧位上椎弓根高度。X片基本可确定骨折部位及类型。

CT检查：有利于判定移位骨折块侵犯椎管程度和发现突入椎管的骨块或椎间盘。

MRI（磁共振）检查：对判定脊髓损伤状况极有价值。MRI可显示脊髓损伤早期的水肿、出血，并可显示脊髓损伤的各种病理变化，脊髓受压、脊髓横断、脊髓不完全性损伤、脊髓萎缩或囊性变等。

四、抢救措施

脊柱脊髓伤有时合并严重的颅脑损伤、胸部或腹部脏器损伤、四肢血管伤，危及伤员生命安全时应首先抢救。

凡疑有脊柱骨折者，应使病人脊柱保持正常生理曲线。切忌使脊柱作过伸、过屈的搬运动作，应使脊柱在无旋转外力的情况下，三人用手同时平抬平放至木板上，人少时可用滚动法。

对颈椎损伤的病人，要有专人扶托下颌和枕骨，沿纵轴略加牵引力，使颈部保持中立位，病人置木板上后用沙袋或折好的衣物放在头颈的两侧，防止头部转动，并保持呼吸道通畅。

第十五节　严重颅脑创伤

一、概念

颅脑创伤指暴力作用于头颅引起的损伤，包括头部软组织损伤、颅骨骨折和脑损伤。其中脑损伤后果严重，应特别警惕。病因常见于意外交通事故、工伤或火器操作。

二、诊断要点

1. 重型

（1）伤后昏迷12小时以上，意识障碍逐渐加重或再次出现昏迷。

（2）有明显神经系统阳性体征。

（3）体温、呼吸、血压、脉搏有明显改变，主要包括广泛颅骨骨折、广泛脑挫裂伤及脑干损伤或颅内血肿。

2. 特重型

（1）脑原发损伤重，伤后昏迷深，有去大脑强直或伴有其他部位的脏器伤、休克等。

（2）已有晚期脑疝，包括双侧瞳孔散大，生命体征严重紊乱或呼吸已近

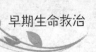

停止。

三、处理措施

现场急救的重点是呼吸与循环功能的支持，及时纠正伤后发生的呼吸暂停与维持血压的稳定。现场急救顺序如下。

1. 现场急救的顺序

（1）保持呼吸道通畅：急性颅脑损伤的病人由于多因出现意识障碍而失去主动清除分泌物的能力，可因呕吐物或血液、脑脊液吸入气管造成呼吸困难，甚至窒息。故应立即清除口、鼻腔的分泌物，调整头位为侧卧位或后仰，必要时就地气管内插管或气管切开，以保持呼吸道的通畅，若呼吸停止或通气不足，应连接简易呼吸器作辅助呼吸。

（2）制止活动性外出血：头皮血运极丰富，单纯头皮裂伤有时即可引致死性外出血，开放性颅脑损伤可累计头皮的大小动脉，颅骨骨折可伤及颅内静脉窦，同时颅脑损伤往往合并有其他部位的复合伤均可造成大出血引起失血性休克，而导致循环功能衰竭。因此制止活动性外出血，维持循环功能极为重要。

2. 现场急救处理

（1）对可见的较粗动脉的搏动性喷血可用止血钳将血管夹闭。

（2）对头皮裂伤的广泛出血可用绷带加压包扎暂时减少出血。在条件不允许时，可用粗丝线将头皮全层紧密缝合，到达医院后需进一步处理时再拆开。

（3）静脉窦出血现场处理比较困难，在情况许可时最好使伤员头高位或半坐位转送到医院再做进一步处理。

（4）对已暴露脑组织的开放性创面出血可用明胶海绵贴附，再以干纱布覆盖，包扎不宜过紧，以免加重脑组织损伤。

（5）维持有效的循环功能：单纯颅脑损伤的病人很少出现休克，往往是因为合并其他脏器的损伤、骨折、头皮裂伤等造成内出血或外出血而致失血性休克引起循环功能衰竭。但在急性颅脑损伤时为防止加重脑水肿而不宜补充大量液体或生理盐水，因此及时有效的止血，快速地输血或血浆是防止休克、避免循环功能衰竭的最有效方法。

（6）局部创面的处理：以防止伤口再污染、预防感染、减少或制止出血为原则，可在简单清除创面的异物后，用生理盐水或凉开水冲洗再用无菌敷料覆盖包扎，并及早应用抗生素和破伤风抗毒素。

（7）防止和处理脑疝：当患者出现昏迷及瞳孔不等大，则是颅脑损伤严重的表现，瞳孔扩大侧通常是颅内血肿侧，应静推或快速静脉点滴（15～30分钟内）20%甘露醇250毫升，同时用呋塞米40毫克静推后立即转送，并注意在用药后患者意识和瞳孔的变化。

第十六节　外伤性癫痫

一、定义

外伤性癫痫指继发于颅脑损伤后的癫痫性发作，可发生在伤后的任何时间，早者于伤后即刻出现，晚者可在头伤痊愈多年后开始突然发作。并非所有的脑外伤病人都并发癫痫，发病的时间、情况不同，差异也很大。外伤性癫痫的发生以青年男性为多，可能与头伤机会较多有关。另外，遗传因素与外伤癫痫亦有一定关系。一般说来，脑损伤愈重并发癫痫的机会愈大，并且开放性脑损伤较闭合性者多。

二、诊断要点

（1）既往无癫痫发作史，而于伤后出现癫痫发作，对于脑组织损伤部位与癫痫病灶相符合的局部性发作而伤前无癫痫病史的患者，不难确诊。

（2）依靠脑电图检查。行脑电图检查，可发现慢波、棘波、棘慢波等局限性异常。

（3）CT扫描是目前辅助诊断颅脑损伤的重要依据。能显示颅骨骨折、脑挫裂伤、颅内血肿、蛛网膜下隙出血、脑室出血、气颅、脑水肿或脑肿胀、脑池和脑室受压移位变形、中线结构移位等。病情变化时应行CT复查。

（4）癫痫灶的定位，除根据波形、波幅及位相之外，尚应注意癫痫波出

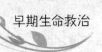

现的同步性。

两个以上同步的癫痫波，有时来自同一个病灶，呈现双侧同步的阵发性慢波，一般认为是中央系统发作或陈旧性癫痫。

（5）头颅X线平片检查疑有颅骨骨折者应摄正、侧位片。枕部着力伤加摄额枕位（汤氏位）片，凹陷性骨折摄切线位片。疑有视神经损伤摄视神经孔位片，眼眶部骨折摄柯氏位片。

（6）了解蛛网膜下腔出血程度及颅内压情况。重型伤颅内高压明显或已出现脑疝征象者禁忌腰穿。

（7）MRI急性颅脑损伤患者通常不作MRI检查。但对病情稳定的弥漫性轴索损伤、大脑半球底部、脑干、局灶性挫裂伤灶和小出血灶、等密度亚急性颅内血肿等，MRI常优于CT扫描。

三、处理措施

对反复发作的早期或中期癫痫则应给予系统的抗癫痫药物治疗。

一般应根据发作类型用药，如大发作和局限性发作，选用抗癫痫药物的顺序为苯妥英钠、苯巴比妥、卡马西平、扑米酮或丙戊酸钠；小发作则常用丙戊酸钠、乙琥胺、地西泮或苯巴比妥；精神运动发作则首选卡马西平，其次为苯妥英钠、苯巴比妥、扑米酮、丙戊酸钠或地西泮；肌阵挛发作则宜选用地西泮、硝西泮或氯硝西泮等。

第十七节　癫痫持续状态

一、概念

癫痫持续状态（SE）或称癫痫状态，是癫痫连续发作之间意识未完全恢复又频繁再发，或发作持续30分钟以上不自行停止。

二、诊断要点

全面强直－阵挛发作（GTCS）持续状态；是临床常见的危险癫痫状态。

强直－阵挛发作反复发生，意识障碍（昏迷）伴高热、代谢性酸中毒、低血糖休克、电解质紊乱（低血钾及低血钙等）和肌红蛋白尿等，可发生脑、心肝肺等多脏器功能衰竭，自主神经和生命体征改变。

强直性发作持续状态：多见于 Lennox－Gastaut 综合征患儿，表现不同程度意识障碍，间有强直性发作或非典型失神、失张力发作等。

阵挛性发作持续状态：表现阵挛性发作持续时间较长，伴意识模糊甚至昏迷。

肌阵挛发作持续状态：肌阵挛多为局灶或多灶性表现节律性，反复肌阵挛发作肌肉呈跳动样抽动，连续数小时或数天多无意识障碍。特发性肌阵挛发作（良性）病人很少出现癫痫状态，严重器质性脑病晚期如亚急性硬化性全脑炎、家族性进行性肌阵挛癫痫等较常见。

失神发作持续状态：表现意识水平降低，甚至只表现反应性学习成绩下降。

部分性发作持续状态：表现身体某部分如颜面或口角抽动、个别手指或单侧肢体持续不停抽动达数小时或数天，无意识障碍发作终止后可遗留发作部位 Todd 麻痹，也可扩展为继发性、全面性发作。

边缘性癫痫持续状态：又称精神运动性癫痫状态，常表现意识障碍（模糊）和精神症状，如活动减少、呆滞、注意力丧失、定向力差、缄默或只能发单音调，以及焦虑不安、恐惧、急躁、幻觉妄想等持续数天至数月，常见于颞叶癫痫。

偏侧抽搐状态伴偏侧轻瘫：多发生于幼儿，表现一侧抽搐，病人通常意识清醒，伴发作后一过性或永久性同侧肢体瘫痪。

自动症持续状态：少数患者表现自动症，意识障碍可由轻度嗜睡至木僵、昏迷和尿便失禁，如不及时治疗常发生全身性发作，可持续数小时至数天，甚至半年，患者对发作不能回忆。

新生儿期癫痫持续状态：表现多样，不典型，多为轻微抽动，肢体奇异的强直动作，常由一个肢体转至另一肢体或半身抽动，发作时呼吸暂停，意识不清。

血常规检查：可除外感染或血液系统疾病导致症状性持续状态。

血液生化检查：可排除低血糖、糖尿病酮症酸中毒、低血钠以及慢性肝肾功能不全。

常规 EEG、视频 EEG 和动态 EEG 监测：可显示尖波、棘波、尖－慢波、棘－慢波等癫痫性波型，有助于癫痫发作和癫痫状态的确诊。

心电图检查：可排除大面积心肌梗死、各种类型心律失常导致广泛脑缺血、缺氧后发作。

胸部 X 线检查：可排除严重肺部感染导致低氧血症或呼吸衰竭。

三、处理措施

1. 药物使用

（1）地西泮（安定），是成人或儿童各型癫痫状态的首选药。

（2）10% 水合氯醛加等量植物油保留灌肠。

（3）氯硝西泮（氯硝安定）药效是安定的 5 倍，对各型癫痫状态均有效。

（4）劳拉西泮（氯羟安定）作用较安定强 5 倍。

（5）异戊巴比妥（异戊巴比妥钠）静脉注射，速度不超过 0.05g/min，至控制发作为止。

（6）利多卡因用于安定注射无效者。

（7）苯妥英（苯妥英钠）能迅速通过血脑屏障，用负荷剂量在脑中迅速达到有效浓度，无呼吸抑制和降低觉醒水平副作用，对 GTCS 持续状态效果尤佳。

（8）丙戊酸钠（丙戊酸）可迅速终止某些癫痫持续状态，如部分性运动发作持续状态。

（9）苯巴比妥主要用于癫痫控制后维持用药，用安定等控制发作后，可续用苯巴比妥。

（10）水合氯醛作用强，呼吸系统疾病患者忌用。

如上述方法均不能控制发作，可用硫喷妥钠静脉注射或乙醚吸入麻醉。

2. 对症治疗

（1）防治脑水肿：可用 20% 甘露醇快速静脉滴注，或地塞米松 10～20mg 静脉滴注。

（2）控制感染：避免患者在发作时误吸，可酌情预防性应用抗生素，防治并发症。

（3）相关检查：检查血糖、电解质、动脉血气等，有条件可行 EEG 监测。

（4）高热可物理降温：纠正发作引起代谢紊乱，如低血糖、低血钠、低血钙、高渗状态和肝性脑病，纠正水、电解质及酸碱平衡失调，并给予营养支持治疗。

第十八节 脑膜炎

一、概念

脑膜炎是娇嫩的脑膜或脑脊膜（头骨与大脑之间的一层膜）被感染的疾病。此病通常伴有细菌或病毒感染身体某一部分的并发症，比如耳部、鼻窦或上呼吸道感染。

二、诊断要点

患脑膜炎时，脓性渗出物易堵塞狭小孔道或发生粘连而引起脑脊髓循环障碍，产生脑积水。

除因呕吐、不进食等原因可引起水、电解质紊乱外，还可见脑性低钠血症，出现嗜睡、惊厥、昏迷、浮肿、全身软弱无力、四肢肌张力低下、尿少等症状。

由于脑实质损害及粘连可使颅神经受累或出现肢体瘫痪，亦可发生脑脓肿、颅内动脉炎及继发性癫痫发作。

腰穿术：本来清的脑脊液变混浊或出现化脓的细胞，就应怀疑患脑膜炎。

三、处理措施

常规治疗：如果患上脑膜炎，应立即到医院就医，直至感染完全被根除，大约需 2 周时间。如果已经确诊细菌型脑膜炎，将会使用大剂量抗菌药物，可能用静脉注射。抗生素被广泛用于治疗细菌性脑膜炎。而抗生素对病毒性脑膜炎不起作用，应该加用抗病毒的药物。还经常采用输液和休息疗法。脑膜炎是传染性疾病，所以患者将会被隔离至少 48 小时。如果因为脑膜炎使患者对光敏感，住的房间将被弄暗，这时应摄取大量液体并服用阿司匹林以减轻发热和头痛。如果患者得的是肺炎双球菌性脑膜炎，医生可能会为较多和患者接触的人进行预防性抗生素注射。

辅助治疗：因为脑膜炎发病快且有生命危险，所以在采用选择疗法前应接受急诊治疗。选择疗法的意图是帮助患者恢复身体和重建免疫系统以防复发，可进行生物反馈疗法、全身治疗或看中医。中医可能建议患者针刺和针压法，或结合中草药疗法以增加免疫力。按摩师或按骨术师也可以帮患者恢复体力。

第十九节　急性脊髓炎

一、概念

急性脊髓炎是指各种自身免疫反应（多为感染后诱发，个别为疫苗接种后或隐源性原因）所致的急性横贯性脊髓炎性改变，又称急性横贯性脊髓炎，是临床上最常见的一种脊髓炎。该病是指非特异性炎症引起脊髓急性进行性炎性脱髓鞘病变或坏死，病变常局限于脊髓的数个节段，主要病理改变为髓鞘肿胀、脱失、周围淋巴细胞显著增生、轴索变性、血管周围炎症细胞浸润。胸髓最常受累，以病损水平以下肢体瘫痪、传导束性感觉障碍和尿便障碍为临床特征。

二、诊断要点

多数患者在出现脊髓症状前 1~4 周有发热、上呼吸道感染、腹泻等病毒感染症状或疫苗接种史，包括流感、麻疹、水痘、风疹、流行性腮腺炎及 EB 病毒、巨细胞病毒、支原体等许多感染因子都可能与本病有关，但其脑脊液未检出病毒抗体，脊髓和脑脊液中未分离出病毒，推测可能与病毒感染后自身免疫反应有关，并非直接感染所致，为非感染性炎症性脊髓炎。

急性脊髓炎可见于任何年龄，但以青壮年居多，在 10～19 岁和 30～39 岁有两个发病高峰，各种职业均可发病，以农民多见，全年散在发病，冬春及秋冬相交时较多。

急性起病，起病时可有低热、病变部位神经根痛，肢体麻木乏力和病变节段束带感；亦可无其他任何症状而直接发生瘫痪。大多在数小时或数日内出现受累平面以下运动障碍、感觉缺失及膀胱、直肠括约肌功能障碍，运动障碍早期为脊髓休克表现，一般持续 2～4 周后，肌张力逐渐增高，腱反射活跃，出现病理反射。脊髓休克期的长短取决于脊髓损害严重程度和有无发生肺部感染、尿路感染、褥疮等并发症。脊髓损伤严重时，常导致屈肌张力增高，下肢任何部位的刺激或膀胱充盈，均可引起下肢屈曲反射和痉挛，伴有出汗、竖毛、尿便自动排出等症状，称为总体反射，常提示预后不良。

随着病情的恢复，感觉平面逐渐下降，但较运动功能的恢复慢且差。自主神经功能障碍早期表现为二便潴留，后随着脊髓功能的恢复，可形成反射性神经源性膀胱。大多数脊髓炎患者在起病后 8 周内症状开始恢复，至 3～6 个月后恢复速度开始减慢，其中三分之一的病人不遗留后遗症，三分之一的病人遗留中等程度后遗症。另有三分之一的病人遗留严重后遗型。急性脊髓炎病程一般为单向，但是在一部分患者中，急性脊髓炎为其首发症状，病灶继而可以累及到视神经、大脑白质或再次累及脊髓，从而演变为视神经脊髓炎、多发性硬化或者复发性脊髓炎。

三、处理措施

高颈段脊髓炎有呼吸困难者应及时吸氧，保持呼吸道通畅，选用有效抗生素来控制感染，必要时气管切开进行人工辅助呼吸。

排尿障碍者应保留无菌导尿管，每 4～6 小时放开引流管 1 次。当膀胱功能恢复，残余尿量少于 100ml 时不再导尿，以防止膀胱痉挛、体积缩小。

保持皮肤清洁，按时翻身、拍背、吸痰，易受压部位加用气垫或软垫以防发生压疮。皮肤发红部位可用 10% 乙醇或温水轻揉，并涂以 3.5% 安息香酊，有溃疡形成者应及时换药，应用压疮贴膜。

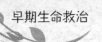

药物治疗：急性期，可采用大剂量甲基泼尼松龙短程冲击疗法，500 ~ 1000mg 静脉滴注，每日 1 次，连用 3 ~ 5 天，之后逐渐减量维持 4 ~ 6 周后停药；免疫球蛋白：可按 0.4g/kg 计算，每日 1 次，连用 3 ~ 5 天为 1 疗程；B 族维生素：有助于神经功能恢复，常用维生素 B_1 100mg，甲钴胺 500μg，肌内注射，每日 1 次。

第二十节　颅内高压危象

一、概念

颅高压危象又称脑疝危象。因各种病因引起颅内压急剧增高，导致病情加重，出现脑疝而危及生命的状态。

二、诊断要点

颅高压三联征（头痛、呕吐和视盘水肿）、外展神经麻痹与复视、意识障碍、抽搐、去大脑强直发作、生命指征改变（血压升高、脉搏缓慢、呼吸深而慢、瞳孔不整）。

脑脊液压力 $>200mmH_2O$。

三、处理措施

积极病因治疗，迅速降颅压，一旦出现脑疝，立即静脉快速滴注或注射脱水剂，必要时手术减压。

第二十一节　重症肌无力危象

一、概念

重症肌无力危象为重症肌无力患者病情加重，急骤发生呼吸肌无力，出现呼吸麻痹，以至不能维持换气功能的危急征象。分三种类型：肌无力危象、胆碱能危象和反拗危象。

二、诊断要点

肌无力危象：为抗胆碱酯酶药物剂量不足，疾病控制不理想，继续进展，肌无力症状突出。

胆碱能危象：系抗胆碱酯酶药物过量造成，常有短时间内应用过量抗胆碱酯酶药物史，除肌无力症状外，尚有胆碱能中毒症状（瞳孔缩小、出汗、肉跳、流口水、腹痛或腹泻）。

反拗危象：又称无反应性危象，患者病情突然加重、抗胆碱酯酶药物失效，原因不明；应用新斯的明、腾喜龙、阿托品均无效。

三、处理措施

肌无力危象：注射新斯的明或腾喜龙后症状可缓解。

胆碱能危象：用阿托品后症状可好转，而用腾喜龙后症状加重或无变化。

反拗危象：保持呼吸道通畅，适时气管插管正压呼吸；干涸疗法（即在气管插管正压给氧控制呼吸的条件下，立即停用一切抗胆碱酯酶药）；大剂量激素疗法；血浆置换疗法；控制感染消除诱因。

第二十二节　少动危象

一、概念

少动危象为帕金森病患者出现的一种严重运动障碍。

二、诊断要点

表现为长时间不能动，可能由于纹状体多巴胺释放耗竭所致。

三、处理措施

治疗主要是给予足量的多巴胺制剂。

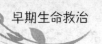

第二十三节　动眼危象

一、概念

动眼危象是肌张力障碍的一种类型，多见于脑炎后震颤麻痹患者和抗精神病药物治疗过程中。

二、诊断要点

（1）一种发作性两眼向上或向一侧窜动的不自主眼肌痉挛动作。

（2）可出现调节辐辏障碍，垂直性（向上、向下）凝视麻痹等。

（3）个别脑炎后患者尚可出现发作性眼睑痉挛。

三、处理措施

及时应用足量抗胆碱药和补充多巴胺。

第二十四节　高原脑水肿

一、概念

高原脑水肿是另一种重性高原病，发病急，常在夜间发病，发病率低，但死亡率高。让病人半卧位，嘱其按指令用手指指自己的鼻、耳朵、眼睛等，看其动作能否准确。一旦不能，说明可能发生了脑水肿。

二、诊断要点

高原脑水肿的发病率与上山速度、海拔高度、居住时间以及体质等有关。一般来讲，平原人快速进入海拔 3000m 以上高原时大约 50% ~ 75% 的人出现急性高原病，但经 3 ~ 10 日的习服后症状逐渐消失。

高原脑水肿的病理实质是脑水肿，临床表现为一系列神经精神症状，最常见的症状是头痛，呕吐，嗜睡或虚弱，共济失调和昏迷。根据本症的发生与发展，有人把高原脑水肿分为昏迷前期（轻型脑水肿）和昏迷期（重型脑水肿）。

昏迷前期表现：多数病人于昏迷前有严重的急性高原病症状，如剧烈头痛、进行性加重、频繁呕吐、尿量减少、呼吸困难、精神萎靡、表情淡漠、嗜睡、反应迟钝，随即转为昏迷。有极少数病人无上述症状而直接进入昏迷期。

昏迷期表现：若在昏迷前期未能得到及时诊断与治疗，病人在几小时内转入昏迷；面色苍白，四肢发凉，意识丧失，发绀明显，剧烈呕吐，大小便失禁。重症者发生抽搐，出现脑膜刺激征及病理反射。严重昏迷者，可并发脑出血、心力衰竭、休克、肺水肿和严重感染等，如不及时抢救，则预后不良。病人常有口唇发绀，心率增快。早期无特殊的神经系统体征，腱反射多数正常，瞳孔对光反射存在。严重患者可出现肢体张力异常，单侧或双侧伸肌反射阳性，颈强直，瞳孔不等大，对光反应迟钝或消失等。眼底检查常可见静脉扩张，视网膜水肿，出血和视盘水肿。

三、辅助检查

脑脊液检查：腰穿证实多数病人脑脊液压力升高。

眼底检查：多数病人有不同程度的眼底改变，表现在静脉扩张、动静脉比例增高，点状、片状或火焰状出血。视网膜水肿、出血和视盘水肿。

颅脑 CT 检查：可发现有脑室容量降低，脑实质密度增强，大脑白质水肿。

颅脑 MRI 检查：可见大脑白质水肿，尤其是胼胝体最明显。入院时脑室内充满水肿液，脑组织密度降低，经一周治疗后水肿液明显吸收，脑室清晰，密度正常。

四、抢救措施

本病多半发生在特高海拔地区，如有条件，对病情严重者应及早转送至低海拔处为妥。

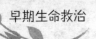

病人必须绝对卧床休息，以降低氧耗。高浓度高流量吸氧（6~8L／血n），有条件者可使用高压氧袋或高压氧舱。口服乙酰唑胺（醋氮酰胺）250mg，3次／日。地塞米松 20~40mg 静滴。降低颅内压，改善脑循环，可静滴20% 甘露醇（250ml，2 次／日）。呋塞米 20mg 稀释于 25% 葡萄糖 20ml 静注。但特别要注意利尿过度引起的各种并发症。降温能减少脑血流量，降低脑代谢率，促进受伤细胞功能恢复。可使用体表冰袋、冰帽或冰水灌肠等法降温。据病情发展的具体情况给予对症治疗。

第四章

呼吸系统危象识别

第一节　呼吸衰竭

1. 主诉

咳嗽、呼吸困难、头昏、反应迟钝；面色青紫、口唇发绀、呼吸困难、表情淡漠、心率快、肺部啰音。

2. 初步诊断

呼吸衰竭。

3. 处理

（1）半卧位或坐位。

（2）清除呼吸道内分泌物。

（3）吸氧。

（4）气管插管或气管切开。

（5）自主呼吸下正压供氧。

（6）高频通气供氧。

4. 辅助检查

（1）实验室检查。

（2）持续心电监护。

（3）痰培养＋药敏。

5. 治疗

（1）建立静脉通道。

（2）呼吸兴奋药。

（3）气管扩张药。

（4）纠正水、电解质紊乱。

（5）控制呼吸道感染。

（6）改善脑血流和脑水肿。

6. 健康教育

（1）安慰病人或家属，指导病人保持安静、减少刺激。

（2）详细解释病情及治疗方案。

（3）指导病人勿用力咳嗽、咳痰，进行有效的呼吸。

（4）应用机械通气时，应向病人或家属详细解释病情，签订知情同意书。

（5）在应用机械通气前，应知道病人或家属正确与医护人员配合、沟通，如手语、纸、笔等。

第二节 睡眠呼吸暂停综合征

一、概念

睡眠呼吸暂停综合征（OSAHS）是一种病因不明的睡眠呼吸疾病，临床表现有夜间睡眠打鼾伴呼吸暂停和白天嗜睡。由于呼吸暂停引起反复发作的夜间低氧和高碳酸血症，可导致高血压、冠心病、糖尿病和脑血管疾病等并发症及交通事故，甚至出现夜间猝死。

二、诊断要点

打鼾：睡眠中打鼾是由于空气通过口咽部时使软腭振动引起。打鼾意味着气道有部分狭窄和阻塞，打鼾是 OSAHS 的特征性表现。这种打鼾和单纯打鼾不同，音量大，十分响亮；鼾声不规则，时而间断。

白天嗜睡：OSAHS 患者表现为白天乏力或嗜睡。

睡眠中发生呼吸暂停：较重的患者常常夜间出现憋气，甚至突然坐起，大汗淋漓，有濒死感。

夜尿增多：夜间由于呼吸暂停导致夜尿增多，个别患者出现遗尿。

头痛：由于缺氧，患者出现晨起头痛。

性格变化和其他系统并发症：包括脾气暴躁，智力和记忆力减退以及性功能障碍等，严重者可引起高血压、冠心病、糖尿病和脑血管疾病。

三、处理措施

OSAHS 的治疗除侧卧，戒烟酒，肥胖者减重，分为非手术治疗和手术治

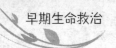

疗两类。

1. 非手术治疗

经鼻持续气道正压呼吸（CPAP）：此法是目前治疗中重度 OSAHS 最有效的治疗方法，大部分患者通过 CPAP 治疗，都可以达到满意的治疗效果。

口腔矫治器：睡眠时佩戴口腔矫治器可以抬高软腭，牵引舌主动或被动向前，以及下颌前移，达到扩大口咽及下咽部，是治疗单纯鼾症的主要手段或 OSAHS 非外科治疗的重要辅助手段之一，但对中重度 OSAHS 患者无效。

2. 手术治疗

手术治疗的目的在于减轻和消除气道阻塞，防止气道软组织塌陷。选择何种手术方法要根据气道阻塞部位、严重程度、是否有病态肥胖及全身情况来决定。常用的手术方法有以下几种。

扁桃体、腺样体切除术：这类手术适用于有扁桃体增生的成人患者，或腺样体增生所致的儿童患者。一般术后短期有效，随着青春发育，舌、软腭肌发育后，仍然可复发。

鼻腔手术：由于鼻中隔偏曲、鼻息肉或鼻甲肥大引起鼻气道阻塞者，可行鼻中隔成形术，鼻息肉或鼻甲切除，以减轻症状。

舌成形术：由舌体肥大、巨舌症、舌根后移、舌根扁桃体增大者，可行舌成形术。

腭垂、腭、咽成形术：此手术是切除腭垂过长的软腭后缘和松弛的咽侧壁黏膜，将咽侧壁黏膜向前拉紧缝合，以达到缓解软腭和口咽水平气道阻塞的目的，但不能解除下咽部的气道阻塞，因此一定要选好适应证。

正颌外科：正颌外科治疗主要用以因颌骨畸形引起的口咽和下咽部气道阻塞的 OSAHS。

第三节　急性呼吸窘迫综合征

1. 主诉

在其他疾病或中毒的基础上出现进行性以吸气困难为主的呼吸困难；在

感染、创伤、中毒及其他疾病的基础上，表现出 T > 39℃或 < 35℃，点头呼吸、皮肤黏膜发绀、心率 > 100/min、肺部啰音、烦躁等症状。

2. 初步诊断

急性呼吸窘迫综合征。

3. 处理

（1）半卧位或坐位。

（2）高浓度高流量吸氧。

（3）恰当的选用人工机械辅助呼吸，同步间歇指令通气、控制辅助呼吸、持续正气道压力、高频射流通气、呼气末正压、呼吸反比通气、高碳酸低容量低压力通气。

4. 辅助检查

X 线检查；进一步检查，明确诊断，CT 检查；实验室检查：血常规 + 血型 – 血培养 + 药敏 – 血氧饱和度 – 血流动力学变化；PaO_2/FiO_2 比值界定；呼气末正压；呼吸系统顺应性。

5. 治疗

（1）迅速建立静脉通道。

（2）足量抗生素。

（3）积极治疗原发病、肺水肿。

（4）减轻肺和体循环系统损伤：应用激素、抗氧化药、环氧化酶抑制药、抗 – TNF 抗体。

（5）特殊治疗方法：人工表面活性物质、一氧化氮、体外肺膜氧合和二氧化碳清除术、体位技术、外科治疗。

6. 健康教育

（1）安慰病人，以减轻或消除焦虑、恐惧心理。

（2）指导病人进行正确的呼吸，如缩唇腹式呼吸等，以改善通气。

（3）向家属详细解释病情，下达病危通知书。

（4）指导病人放松心情，避免紧张。

（5）指导病人在使用机械辅助通气时正确的与医护人员进行交流。

第四节　支气管哮喘

1. 主诉

突然鼻痒、流涕、咳嗽、喘息状态，呈呼吸性呼吸困难伴哮鸣音，双肺听诊哮鸣音，呼气延长。

2. 初步诊断

支气管哮喘。

3. 处理

半卧位或坐位；吸氧；保持呼吸道通畅；气雾剂吸入；机械通气；控制性低通气量辅助呼吸；呼气末正压通气。

4. 治疗

建立静脉通道；给予糖皮质激素、支气管扩张药；补液，纠正酸碱失衡，调整电解质平衡；抗生素。

5. 健康教育

（1）安慰病人，缓解其紧张情绪。

（2）解释病情，讲解治疗方案。

（3）指导病人正确排痰和保持呼吸道通畅。

（4）使用机械通气时，应详细解释，征得病人或家属同意后，签订知情同意书，同时指导病人在机械通气过程中，利用肢体语言与医护人员进行沟通。

第五节　重症支气管哮喘

1. 概念

哮喘发病的危险因素包括宿主因素（遗传因素）和环境因素两个方面。大多数哮喘患者属于过敏体质，本身可能伴有过敏性鼻炎和（或）特应性皮炎，或者对常见的经空气传播的变应原（螨虫、花粉、宠物、霉菌等）、某些食物（坚果、牛奶、花生、海鲜类等）、药物过敏等。

2. 诊断要点

发绀、呼吸频率大于 30 次/分；矛盾呼吸运动；沉默胸；心动过速，心率大于 120 次/分，可出现奇脉；大汗，不能斜躺，不能入睡；发作时间持续 24 小时或以上，经一般治疗不缓解者；肺功能显示；胸部 X 线检查表现过度充气；反复发作喘息、气急、胸闷或咳嗽，多与接触变应原、冷空气、物理、化学性刺激以及病毒性上呼吸道感染、运动等有关；发作时在双肺可闻及散在或弥漫性、以呼气相为主的哮鸣音，呼气相延长。（图 4 - 1）

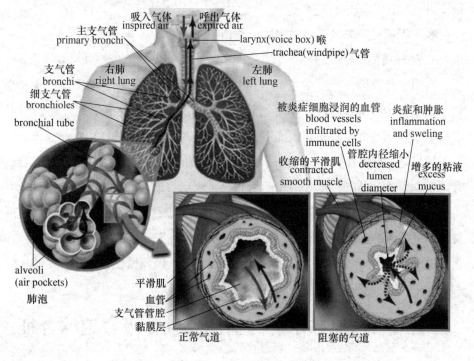

图 4 - 1　急性哮喘发作

3. 处理措施

吸氧；控制支气管痉挛；控制感染；维持水、电解质及酸碱平衡；应用辅助呼吸；尽快使用沙丁胺醇吸入；泼尼松 30～60mg（口服）或氢化可的松 200mg（静脉滴注）；严重呼吸衰竭时需机械通气治疗。

第六节　喉头水肿

1. 概念

喉头水肿为喉部松弛处的黏膜下有组织液浸润。

2. 诊断要点

喉痛、声嘶、喉喘鸣和呼吸困难，并可伴发热、恶寒、咽喉疼痛。

喉镜下可见黏膜呈深红色水肿、表面发亮，喘鸣，声嘶，呼吸困难，甚则窒息。

喉镜下可见喉黏膜弥漫性水肿，苍白。

3. 处理措施

查明水肿原因，检查咽喉部找出病灶，及时治疗；保持呼吸道通畅，吸氧，喉阻塞症状明显时需立即行气管切开；立即给予足量抗生素合类固醇激素加 1：2000 肾上腺素喷雾；抗生素合类固醇激素静脉滴注，以控制感染。

尽早地进行气管插管，选择清醒镇静状态插管，不使用肌肉松弛剂；若插管延迟，患者常在 0.5~3 小时内病情恶化，表现为进行性喘鸣，发声困难，喉头水肿，巨大的舌肿胀，面部及颈部肿胀，低氧血症。在这种情况下，气管插管及环甲膜穿刺已非常困难，试图进行气管插管将进一步的加重喉头水肿，并极易造成咽喉部的出血。患者因缺氧而变得极度躁动，对氧疗不配合。

第七节　高原肺水肿与高原急性呼吸窘迫综合征

一、诊断要点

高原肺水肿（HAPE）与急性呼吸窘迫综合征（ARDS）是两种不同疾病，HAPE 是高原特发病，是肺型的重症急性高原病。ARDS 是由严重的创伤、感染、休克、中毒等多种病因使肺成为受损的靶器官而继发的一种呼吸衰竭综合征，但是，许多观察注意到 HAPE 非常相似于发生在高原地区的

ARDS，而这种临床征象的相似性必然存在着相近的病理生理基础。可以说HAPE 与 ARDS 是高原急性危重病中最典型的疾病。

二、临床表现的相似性

高原病学的先导者 Houston（1978）已注意到 HAPE 与 ARDS 在临床上很相像。两者均可以呼吸困难、进行性的低氧血症和肺水肿为特征，血气分析均可出现 PaO_2、SaO_2 下降，$PaCO_2$ 一定程度降低及肺泡－动脉氧阶差别增大。但早期病例，依据发病原因不难区别二者。而当 HAPE 出现呼吸衰竭、ARDS出现明显肺水肿时，二者则极易混淆，例如过去报告在高原施行心胸或腹部大手术时可并发 HAPE，其实可能并发的是 ARDS。

三、病理改变有类似性

HAPE 的尸体病理检查可见肺泡腔内有大量蛋白、纤维素渗出和透明膜形成，这些病变与 ARDS 的尸检病理特征相一致。

四、HAPE 发展为 ARDS 的几种情况

延误诊断或治疗不当，致病情恶化；严重的双肺弥漫性肺水肿，病变在短期内迅速发展者；混合性肺/脑水肿，是急性高原病（AMS）中最严重一型；继发肺部严重感染，也要注意有时并发肠道感染。

在上述情况下，由于严重的低氧血症，显著的肺动脉高压，肺细血管通透性增强，肺泡透明膜形成，此时低氧损伤若再并发感染，产生大量白细胞及炎性介质，进一步造成肺损伤、肺微血管血栓形成、肺微循环障碍、通气/灌注比率失衡、肺内动静脉分流等，则必然发展为 ARDS。因此，在 ARDS 的病因分类中，应增添高原一项。

实际上，HAPE 继发 ARDS 的概率远远超过目前的临床报告，回顾以往在青藏高原观察到的大量 HAPE 病例，其中有的虽经静卧、吸氧及药物治疗但病情仍无改善，或者在转至海拔低处后仍然无效，甚至更趋严重，终因循环呼吸衰竭而死亡，令人痛心而费解，其实就是并发 ARDS 之故。

故凡 HAPE 病人，临床上出现严重呼吸困难、窘迫、呼吸频率≥30 次/分，

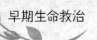
胸片肺部阴影扩散化成大片状，PO_2 低于该高度的生理下限，就可诊断继发 ARDS。如作 BALF 细胞学分类，有一定协助诊断的意义。

五、高原肺水肿与高原 ARDS 治疗探讨

过去对重症 HAPE 往往不断加大吸入氧流量，增加皮质激素等药物剂量，而仍不奏效，偏偏忽略了机械通气，特别是采用呼气末正压通气（PEEP）。PEEP 是抢救重症 HAPE，特别是出现呼吸衰竭患者的重要手段。在高原现场有人设计出一种简易 PEEP 仪，效果也很好，HAPE 继发 ARDS 更是应用 PEEP 的适应证。但要注意通气量及酸 – 碱平衡，防止过度低碳酸血症对中枢神经的损害或由于 PEEP 减轻肺水肿同时使更多血流进入脑部而使颅内压增高。如果高原地区 ARDS 所致肺水肿，则 PEEP 更是治疗成功的关键。

使血管扩张，肺动脉及外周血管阻力下降。

前列腺素：前列腺素 E_1（PGE_1）、E_2（PGE_2）和依前列醇（前列环素，PGI_2）具有抗血小板聚集和扩张血管作用，降低外周血管和肺循环阻力，使肺动脉压下降，心输出量增加。PGE_1 剂量为每分钟 $0.01 \sim 0.02\mu g/kg$ 静滴；PGI_2 可以每分钟 $4 \sim 16ng/kg$ 静滴。

氨茶碱：有强心、利尿和轻度降低肺动脉压的作用，常用量 $0.125 \sim 0.25g$ 加于 10% 葡萄糖注射液中缓慢静滴。

抗凝治疗：对合并红细胞增多症和肺血栓栓塞患者，可使用抗凝和抗血小板聚集药物。抗凝剂华法林（6mg，口服，每日 1 次），要求凝血酶原时间较正常延长 1.5 倍。抗血小板聚集药物有阿司匹林、噻氯匹定（抵克力特）、双嘧达莫（潘生丁）等。

肾上腺皮质激素：可降低机体应激反应和毛细血管通透性，对严重缺氧、顽固性心衰、并发肺水肿者均宜使用。

促进心肌能量代谢药物：二磷酸果糖（FDP）、三磷腺苷（ATP）、泛癸利酮（辅酶 Q_{10}）和细胞色素 C 等，能改善心肌缺氧和能量供应，保护心肌细胞。

支持疗法：补充各种维生素，纠正贫血和营养不良等合并症。

移地治疗：对病程长、有反复发作、在高原上治疗效果不佳或有心衰的患者，可转至平原地区治疗，不宜重上高原。

第八节　气道异物

一、诊断要点

异物进入期：病人多于进食中突然发生呛咳、剧烈的阵咳及梗气、可出现气喘、声嘶、发绀和呼吸困难。若为小而光滑的活动性异物，如瓜子、玉米粒等，可在病人咳嗽时，听到异物向上撞击声门的拍击音，手放在喉气管前可有振动感，异物若较大、阻塞气管或靠近气管分支的隆凸处，可使两侧主支气管的通气受到严重障碍，因此发生严重呼吸困难，甚至窒息、死亡。

安静期：若异物较小，刺激性不大，或异物经气管进入支气管内，则可在一段时间内，表现为咳嗽和憋气的症状很轻微，甚至消失，而出现或长或短的无症状期，故使诊断易于疏忽。

刺激或炎症期：植物类气管异物，因含游离酸，故对气管黏膜有明显的刺激作用。豆类气管异物，吸水后膨胀，因此容易发生气道阻塞，异物在气道内存留越久，反应也就越重，初起为刺激性咳嗽，继而因气管内分泌物增多，气管黏膜肿胀，而出现持续性咳嗽、肺不张或肺气肿的症状。

并发症期：异物可嵌顿在一侧支气管内，久之，被肉芽或纤维组织包裹，造成支气管阻塞、易引起继发感染，长时间的气管异物，有类似化脓性气管炎的临床表现：咳痰带血、肺不张或肺气肿，引起呼吸困难和缺氧。

二、处理措施

病人一般情况较好时，可在直达喉镜或支气管镜下，将异物及时取出；为防止术后喉水肿，可给予抗生素或激素，青霉素 80 万单位，每日 2 次，肌注；地塞米松 5~10mg，每日 1 次，肌注；病人如无明显的呼吸困难，但因有支气管或肺炎等严重并发病而有高热和一般衰弱或脱水现象严重等，宜先行抗炎和补液治疗，密切观察有无突发呼吸困难，待体温下降，一般情况好转，再进行异物取出术；若病情严重，出现极度呼吸困难，则应先做气管切开，镇静、给氧。

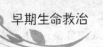

第九节　喉阻塞

一、诊断要点

患者出现明显的吸气性呼吸困难，喘鸣声重，四凹征明显，口唇青紫，烦躁不安，脉搏加快，不易入睡。继而由于严重的缺氧和二氧化碳潴留，病人出现极度烦躁，坐卧不安，手足乱动，出冷汗，面色苍白或发绀，脉细弱，血压下降，昏迷，大小便失禁等。若抢救不及时，可因窒息及心力衰竭而死亡。

二、治疗原则

呼吸困难的程度（临床可分为Ⅰ～Ⅳ度）是选择治疗方法的主要依据。

Ⅰ度：明确病因后，一般通过针对病因的积极治疗即可解除喉阻塞，不必做紧急气管切开。如：通过积极控制感染和炎症肿胀、取除异物、肿瘤根治手术等。

Ⅱ度：积极针对病因治疗，急性炎症时，用足量有效抗生素和糖皮质激素，大都可避免气管切开。但应酌情做好气管切开的准备。若呼吸道异物应迅速取出，如为肿瘤可考虑气管切开。

Ⅲ度：在严密观察呼吸变化并做好气管切开术准备的情况下，可先使用对症治疗和病因治疗。若经保守治疗未见好转，应及早手术，以免造成窒息或心力衰竭。因恶性肿瘤所引起的喉阻塞，应及早行气管切开术。

Ⅳ度：立即行气管切开术。若病情十分紧急时，可先行环甲膜切开术。

第十节　上气道阻塞

1. 主诉

吸气费力、声音嘶哑、心悸、烦躁；面色苍白、口唇发绀、出冷汗、喘鸣音、三凹征。

2. 初步诊断

上气道阻塞。

3. 处理

半卧位或坐位；保持呼吸道通畅；吸氧。

4. 辅助检查

咽喉部、气管、胸部 X 线片；气管额面分层及 CT 摄片。

5. 治疗

建立静脉通道；抗生素；激素；异物摘除；气管切开；激光治疗气道阻塞；应用扩张药；手术治疗。

6. 健康教育

安慰病人，减轻焦虑、恐惧心理；详细解释病情，讲解治疗方案；指导病人保持呼吸道通畅，如咳嗽时将痰液排出，若痰液黏稠时，应与陪护人员沟通，给予雾化吸入；行异物摘除术或手术时应向家属解释，征得同意后，签订知情同意书；指导病人吸气时不要太用力。

第十一节 气 胸

1. 发病机制

胸膜腔由胸膜壁层和脏层构成，是不含空气的密闭的潜在性腔隙。任何原因使胸膜破损，空气进入胸膜腔，称为气胸。此时胸膜腔内压力升高，甚至负压变成正压，使肺脏压缩，静脉回心血流受阻，产生不同程度的肺、心功能障碍。

2. 临床类型

根据脏层胸膜破口的情况及其发生后对胸腔内压力的影响，将自发性气胸分为以下三种类型。

（1）闭合性气胸（单纯性）：在呼气肺回缩时，或因有浆液渗出物使脏层胸膜破口自行封闭，不再有空气漏入胸膜腔。胸膜腔内测压显示压力有所增高，抽气后，压力下降而不复升，说明破口不再漏气。胸膜腔内残余气体将自行吸收，胸膜腔内压力即可维持负压，肺亦随之逐渐复张。

（2）张力性气胸（高压性）：胸膜破口形成活瓣性阻塞，吸气时开启，空气漏入胸膜腔；呼气时关闭，胸膜腔内气体不能再经破口返回呼吸道而排出体外。其结果是胸膜腔内气体愈积愈多，形成高压，使肺脏受压，呼吸困难，纵隔推向健侧，循环也受到障碍，需要紧急排气以缓解症状。若患侧胸膜腔内压力升高，抽气至负压后，不久又恢复正压，应安装持续胸膜腔排气装置。

（3）开放性气胸（交通性）：因两层胸膜间有粘连和牵拉，使破口持续开启，吸气和呼气时，空气自由进出胸膜腔。患侧胸膜腔内压力几乎为0，抽气后观察数分钟，压力并不降低。

张力性气胸由于胸腔内压力骤然升高，肺被压缩，纵隔移位，出现严重呼吸循环障碍，病人表情紧张、胸闷、甚至有心律失常，常挣扎坐起，烦躁不安，有发绀、冷汗、脉快、虚脱，甚至有呼吸衰竭、意识不清。

在原有严重哮喘或肺气肿基础上并发气胸时，气急、胸闷等症状有时不易觉察，要与原先症状仔细比较，并作胸部X线检查。体格显示气管多移向健侧，胸部有积气体征，患侧胸部隆起，呼吸运动和语颤减弱，叩诊呈过度回响或鼓音，听诊呼吸音减弱或消失。右侧气胸可使肝浊音界下降。有液气胸时，则可闻及胸内振水声。血气胸如果失血过多，血压下降，甚至发生失血性休克。

3. 辅助检查

气胸的典型X线表现为外凸弧形的细线条形阴影，称为气胸线，线外透亮度增高，无肺纹理，线内为压缩的肺组织。大量气胸时，肺脏向肺门回缩，呈圆球形阴影。大量气胸或张力性气胸常显示纵隔及心脏移向健侧。合并纵膈气肿在纵隔旁和心缘旁可见透光带。

肺结核或肺部慢性炎症使胸膜多处粘连，发生气胸时，多呈局限性包裹，有时气胸互相通连。气胸若延及下部胸腔，肋膈角变锐利。合并胸腔积液时，显示气液平面，透视下变动体位可见液面亦随之移动。局限性气胸在后前位胸片易遗漏，侧位胸片可协助诊断，或在X线透视下转动体位可发现气胸。

CT 表现为胸膜腔内出现极低密度的气体影，伴有肺组织不同程度的萎缩改变。CT 对于小量气胸、局限性气胸以及肺大疱与气胸的鉴别比 X 线胸片更敏感和准确。

4. 抢救措施

排气疗法：适于呼吸困难明显者，或肺压缩程度较重者，尤其是张力型气胸病人。

穿刺抽气法：患者取坐位或仰卧位，于第二前肋间锁骨中线外或第四前肋间腋前线处，消毒、局部麻醉、气胸针穿刺进入胸膜腔、测定初压。抽气至呼吸困难缓解或使呼气时胸膜腔内压在 $-2 \sim -4mmH_2O$ 停止，留针 3min，观察胸膜腔内压变化。对大量气胸患者，一般每日或隔日抽气一次。

胸腔闭式引流术：通常采用两种方法将导管插入气胸腔。一种是经套管针插管术，即在上述部位局部麻醉后，用小刀切开皮肤 $2 \sim 3mm$，将套管针插入胸膜腔，拔出针芯、沿套管内壁插入塑料导管，再退出套管，导管外端接水封瓶；另一种是肋间切开插管术，即按常规部位消毒，局部麻醉，切开皮肤约 1.5cm，用血管钳沿肋骨上缘，垂直分离皮下组织及肌层，刺破壁层胸膜，将 $7 \sim 8mm$ 口径的鱼口状橡皮管插入气胸腔，切口缝线固定导管于胸壁上，导管外端接水封瓶。

正压连续排气法：将胸腔引流管连接于床旁的单瓶水封正压排气装置。引流的玻璃管一端置于水面下 2cm。适合闭合性和张力性气胸。

持续负压排气法：胸腔引流管连接于负压连续排气装置使胸膜腔内压力保持负压水平（以 $8 \sim 14cmH_2O$ 为宜）。本法可迅速排气、引流胸腔积液，促使肺脏早日复张，使裂口早日愈合。适用于胸膜腔内压不高而肺仍未复张的气胸，尤其是慢性气胸和多发性气胸。

胸膜粘连术：经上述处理无效或复发性气胸，在估计无明显胸膜增厚或阻塞性肺不张，肺能完全复张前提下，经胸腔插管或胸腔镜，注入或喷撒化学粘连剂（滑石粉、四环素等），生物刺激剂（支气管炎菌苗、卡介苗及链球菌激酶），使胸膜产生无菌性炎症。并用负压持续吸引，促使脏、壁层胸膜粘合，可有效防止气胸复发。

胸腔镜下治疗：目前认为寻找气胸病因、指导选择合理治疗方法，胸腔

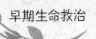

镜检最为理想。直视下镜检可确定病变部位、范围和性质；若裂口小或有支气管胸膜瘘，可用电灼凝固或激光治疗，使破口闭合，再喷入组织黏合剂如碘化滑石粉或烷基氰丙烯酸酯单体，使其治愈；若为较大的或多发性肺大疱，则手术切除；若发现许多肺大疱不适合或不能耐受手术切除者，则在直视下喷撒纯滑石粉，使胸膜固定，阻止气胸复发。

5. 剖胸手术

由于本病易复发，消除病灶是治愈气胸最有效的措施。剖胸手术可以消除肺的裂口，又可从根本上处理原发病灶（如肺大疱、肺结核或肺癌穿破等），或通过手术确保胸膜粘连。

适应证：①持续性或复发性气胸患者；②张力型气胸闭式引流失败者；③双侧性气胸，尤其是同时发生者；④大量血气胸患者；⑤胸膜肥厚所致肺膨胀不全者；⑥特殊类型气胸，如月经伴随气胸等。⑦支气管胸膜瘘伴胸膜增厚者。

手术禁忌证：①心、肺功能不全，不能耐受剖胸探查者；②出血性体质，血小板计数少于 $4 \times 10^9/L$，凝血酶原时间在 40% 以下者；③全身衰竭不能耐受开胸手术者。

手术的种类常用的有裂口缝合术；肺大疱结扎术或肺大疱切开缝合术；大疱不明显或是多发性大疱不易切除，或者肺功能太差不允许作肺切除者，可以只作壁层胸膜剥脱术，使两层胸膜粘连；肺已破坏失去功能者，可作相应的肺切除加胸膜剥脱，或用于纱布摩擦胸膜使发生粘连，总之尽力保存健康的肺组织。

第十二节　血　胸

1. 发病机制

出血可来自肋间血管、胸廓内血管、肺裂伤或心脏和胸内大血管创伤。出血的数量取决于血管破口的大小、血压高低和出血持续的时间，肺组织出血大多数由于肋骨骨折断端刺破胸膜和肺所引致。（图4-2）

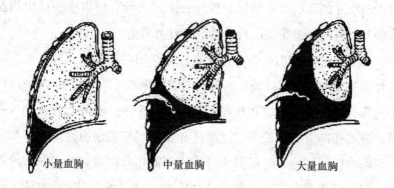

小量血胸　　　　中量血胸　　　　大量血胸

图 4 - 2　血胸

肋间动脉或胸廓内动脉破裂，由于体循环动脉血压高，出血不易自行停止，出血量较多。心脏或胸内大血管如主动脉及其分支，上、下腔静脉和肺动静脉破裂，出血量大，伤情重，病人常在短时间内因大量失血死于休克。

2. 诊断要点

有胸部创伤史（包括医源性所致）自发性气胸有咳嗽、腹压增加、负重、疲劳、运动、突然变换体位等诱因。有相应临床表现和胸片检查结果一般可作出诊断。胸腔穿刺可确立诊断。

胸膜腔积血可引起低热，但如出现寒战高热、白细胞计数增多等化脓性感染征象，则应穿刺抽液送作细菌涂片和培养检查。

血胸演变形成纤维胸，如范围较大者可出现病侧胸廓塌陷，呼吸运动减弱，气管、纵隔向病侧移位，肺通气量减少。X线检查显示纤维板造成的浓密阴影。

3. 治疗措施

常见的肋骨骨折并发的血胸能迅速被吸收而不残留后遗症，无需特殊处理。

中等量以上血胸（1000ml 以下），如出血已自行停止，病情稳定者，可作胸膜腔穿刺术，尽可能抽净积血，或作肋间引流，促使肺扩张，改善呼吸功能，并可预防并发脓胸。

当胸腔内积血少于 200ml 时，应早期进行胸腔穿刺，尽量抽净积血，促使肺膨胀，改善呼吸功能。

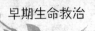

对于 500ml 的血胸，应早期安置胸腔闭式引流，可以尽快排出积血和积气，使肺及时复张，也是预防胸内感染的有力措施。

（1）胸膜腔进行性出血治疗：血胸已在胸膜腔内凝成血块不能抽除，胸壁开放性损伤或胸内器官破裂等情况，则应在输血补液等抗休克治疗开始后，施行剖胸探查术，清除血块和积血，寻找出血来源。肋间血管或胸廓内血管出血者，分别在血管破口的近、远端缝扎止血。肺裂伤出血绝大多数可缝合止血，但如为广泛裂伤，组织损伤严重，则需作肺部分切除术。胸内器官创伤者，一般病情严重，需紧急救治。对凝固性血胸亦可于胸膜腔注入链激酶（10 万 U）或链球菌脱氧核糖核酸酶（2.5 万 U）等纤维蛋白溶解酶，但药物副反应大，价格昂贵，疗效欠满意，现已较少应用。

（2）活性动血胸的治疗：在进行输血、输液及抗休克治疗的同时，及时进行胸腔镜探查，没有进行胸腔镜手术条件的地方可以采取开胸探查。根据术中所见对肋间血管或胸廓内血管破裂予以缝扎止血；对肺破裂出血作缝合止血，肺组织损伤严重时可行部分切除或肺叶切除术；对破裂的心脏、大血管进行修复。同时清除胸腔积血，防止感染和纤维板形成对肺组织的压迫。对暂时不能确定是否有活动性出血时，尽快安置胸腔闭式引流，以利进一步观察和判断，且可防止血液在胸腔内积聚。

第十三节　肺爆震伤

1. 发病机制

空气冲击波或水下冲击波的连续超压—负压，作用于人体，使胸腹部急剧的压缩和扩张，发生一系列血流动力学变化，造成心、肺和血管损伤；体内气体在超压－负压作用下产生内爆效应，使含气组织（如肺泡）发生损伤；压力波透过不同密度组织时在界面上发生反射引起碎裂效应，造成损伤；以及密度不同组织受相同的压力波作用后，因惯性作用不同而速度发生差异，在连接部位发生撕裂和出血。以上冲击波本身直接作用于人体所造成的损伤称为爆震伤。

2. 诊断要点

肺爆震伤的临床表现因伤情轻重不同而有所差异。以咯血、吐白沫痰、气促等为主要症状。严重者出现呼吸衰竭。肺听诊充满湿性啰音。肺部 X 线检查除肺页显示斑点状或片状阴影等浸润性改变外，常有气胸、血胸征象。

在急诊检查病人时，胸壁或面额部均未发现外伤，但病人多处于昏睡状态，少言语不愿答话，呼吸极度困难，吐白沫痰，多数病人有咯血；由于肺循环严重损坏并发右心衰竭或因冠状动脉气栓并发急性心肌梗死，引起严重的心律失常和低血压；爆炸的冲击波也可造成脑和脊髓挫伤；脑血管气栓、呼吸循环衰竭都造成脑缺血而引起昏迷。冲击波也可击破耳膜和引起胃肠道出血。

轻者仅有短暂的胸痛、胸闷或憋气感。稍重者伤后 1～3 日内出现咳嗽、咯血或血丝痰，少数有呼吸困难，听诊可闻及变化不定的散在性湿啰音或捻发音。严重者可出现明显的呼吸困难、发绀、血性泡沫痰等，常伴休克。查体除肺内啰音外可有肺实变体征和血气胸体征。

此外，常伴有共他脏器损伤的表现。X 线检查肺内可见肺纹理增粗、斑片状阴影、透光度减低、以致大片状密影，亦可有肺不张和血气胸的表现。血气检查可出现轻重不等的异常结果。

3. 抢救措施

肺爆震伤的救治在于维护呼吸和循环功能，包括保持呼吸道通畅、给氧、必要时行气管切开和人工呼吸器辅助呼吸以及输血补液抗休克。

作胸腔闭式引流。给予止血药物。应用足量的抗生素预防感染。对合并其他器官损伤进行相应的处理。

第十四节　大咯血窒息

1. 主诉

咳嗽、咯大量鲜血后突然不省人事；面色苍白、口唇发绀、双瞳孔散大、呼吸停止。

2. 初步诊断

大咯血窒息。

3. 处理

（1）体位引流。

（2）不成功者行气管插管或气管切开。

（3）支气管痉挛吸引＋气囊导管。

（4）吸氧。

（5）镇静、镇咳。

（6）心搏骤停者立即胸外心脏按压。

（7）复苏成功者持续心电监护。

4. 辅助检查

（1）急查：血常规、血型、出凝血时间、凝血酶原时间、血小板，并进行交叉配血，准备新鲜血。

（2）痰检查：细菌培养，找结核杆菌、痰细胞真菌、寄生虫等。

（3）X 线检查。

（4）纤支镜检查。

5. 治疗

（1）建立静脉通道。

（2）止血药。

（3）输血。

（4）呼吸中枢兴奋药、强心药。

（5）纠正酸中毒及电解质紊乱。

（6）应用抗生素。

（7）生命支持疗法。

6. 健康教育

安慰病人，帮助其消除焦虑、恐惧心理；认真向病人或家属解释病情，讲明抢救、治疗情况；指导病人正确的咳嗽、咳痰，如不要用力咳或屏气；在抢救过程中可重点、简要解释病情，但在抢救结束后要详细补充说明并补签知情同意书。

第十五节　肺栓塞

1. 概念

肺栓塞是指肺动脉及其分支由栓子阻塞，使其相应供血肺组织血流中断，肺组织发生坏死的病理改变，称为肺梗死。栓子常来源于体循环静脉系统或心脏产生的血栓。老年人长期卧床，手术后卧床，产后和创伤之后易形成静脉血栓和栓子脱落导致肺梗死。

2. 分型

（1）急性肺心病：突然呼吸困难，濒死感、发绀、右心衰竭、低血压、肢端湿冷，见于突然栓塞二个肺叶以上的患者。

（2）肺梗死：突然呼吸困难，胸痛、咯血及胸膜摩擦音或胸腔积液。

（3）"不能解释的呼吸困难"：栓塞面积相对较小，是提示无效腔增加的唯一症状。

（4）慢性反复性肺血栓栓塞：起病缓慢，发现较晚，主要表现为重症肺动脉高压和右心功能不全，是临床进行性的一个类型。另外也有少见的矛盾性栓塞和非血栓性肺栓塞，前者多系与肺栓塞同时存在的脑卒中，由肺动脉高压卵圆孔开放，静脉栓子达到体循环系统引起；后者可能是由长骨骨折引起的脂肪栓塞综合征或与中心静脉导管有关的空气栓塞。

3. 诊断要点

轻者 2~3 个肺段，可无任何症状。

重者 15~16 个肺段，可发生休克或猝死。但基本有四个临床症候群。

大面积肺栓塞：表现为突然发作的重度呼吸困难、心肌梗死样胸骨后疼痛、晕厥、发绀、右心衰竭、休克、大汗淋漓及四肢厥冷及抽搐。甚至发生心脏停搏或室颤而迅速死亡。

大小的肺栓塞：常有胸骨后疼痛及咯血。当病人原有的心、肺疾病代偿功能很差时，可以产生晕厥及高血压。

微栓塞：可以产生成人呼吸窘迫综合征。

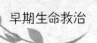
肺梗死：常有发热、轻度黄疸。

4. 处理措施

一般治疗：除对症、支持疗法外，对呼吸、心跳停止者立即做复苏抢救，吸氧，保持呼吸道通畅，疼痛剧烈者给予注射吗啡或哌替啶。

溶栓疗法：应早期给予溶栓治疗，但对近期作过外科手术、分娩、严重创伤、颅内出血者，或有溃疡出血和过敏性疾病者禁用。常用制剂为链激酶和尿激酶。应在术前做血小板计数、部分凝血活酶时间和凝血酶时间测定，以便治疗中掌握速度和剂量。

抗凝疗法：轻中度肺栓塞或溶栓治疗后行抗凝治疗。

第十六节　羊水栓塞

1. 临床表现

羊水栓塞多发病急剧、进展迅速且结局凶险，在诊断上不能仅依赖辅助检查，所以对产后出现难以控制的阴道流血或血不凝等表现的患者，都要警惕有羊水栓塞的可能。在抢救同时做如下辅助检查。

2. 辅助检查

目前世界范围内对羊水栓塞尚无公认的诊断金标准，但多种实验室检查可提示羊水栓塞的可能及病情的严重程度。

（1）血沉淀实验。

（2）与弥散性血管内凝血（DIC）有关的实验室检查。

（3）床旁胸部 X 线摄片：可见双肺下叶或双肺弥漫性点片状阴影，有融合现象。可伴有肺不张及右侧心影扩大。

（4）床旁心电图：可有右心房、右心室扩张等改变。

（5）血氧饱和度：分娩过程或手术过程血氧饱和度的突然下降结合临床表现，对诊断亦有一定帮助。

（6）水肿、充血、肺泡出血及局限性肺不张等表现。镜下在肺小动脉和毛细血管内见羊水中有形成分形成的栓子。这些小栓子还可出现于心、脑、肾及子宫或阔韧带血管内。

3. 治疗原则

抗过敏、抗休克、纠正呼吸循环衰竭、防治肾衰及抗感染治疗。

第十七节　颈部器官损伤

1. 发病机制

颈段气管损伤，临床上多见于青壮年，颈段气管损伤的原因很多，概括为机械性、物理性和化学性三大类。各类中又因具体情况不同而损伤程度、范围也不同。颈段气管损伤的同时常伴有喉部损伤。

2. 诊断要点

开放性机械性损伤的诊断不难，闭合性损伤的诊断在无呼吸困难的情况下行支气管镜检查即可明确诊断。物理性和化学性损伤，经详细询问接触史，出现上述症状，诊断亦无多大困难。

3. 分型

（1）机械性损伤：如为轻微裂伤或钝伤，可有短促干咳及轻微疼痛；裂伤较大者，有剧烈咳嗽及呼吸困难，可因缺氧出现青紫，甚至咯血。开放性损伤者，可出现皮下气肿或纵隔气肿。如气管裂伤口与颈外相通，可听到气管内气体吹出的声音。如同时损伤颈部大血管，则可造成深部或纵隔血肿，血可流入气管内引起窒息死亡。

（2）物理性损伤：热灼伤引起的气管黏膜损伤，病人可出现疼痛，咳嗽时加重，分泌物增多等表现。如同时伤及喉头，则伴有声嘶，严重者出现呼吸困难。

（3）化学性损伤：低浓度慢性吸入气管损伤者，可有流涕、喉痒、咳嗽等症状；如引起明显的气管、支气管炎症和肺炎，则出现体温升高、咳嗽加剧、痰液增多等表现。短时高浓度的化学性损伤，可出现反射性喉痉挛而窒息，或引起气管黏膜脱落阻塞呼吸道而窒息，出现全身性变化者则后果更为严重。

4. 抢救措施

（1）机械性损伤

①维持呼吸道通畅：此为首要任务。在出现呼吸困难时，首先插入带气囊气管导管，气囊充气后支气管插管有以下作用：防止伤口血液流入气管内；可自导管内吸出气管内血液及分泌物，保持呼吸道通畅；需要时可用人工呼吸器辅助呼吸。气管插管最好不超过 72h；如届时仍不能拔管，应行气管切开术。

②止血：对严重出血，充分暴露伤口方能看清出血部位，竭尽全力结扎所有出血点。如有大血管出血，应先以指压住出血部位，控制出血，在充分暴露后探查，视情处理。如无法修复血管，应行结扎，以避免致命性大出血。

③伤口局部处理：轻微气管裂伤，无需局部处理，只需在损伤部位的下方行气管切开，使气流改道，给伤口以恢复的机会；如为断裂，应立即进行吻合；如为较大裂伤，应行修复缝合。掌握的原则是气管内黏膜要完整，不留创面，以防肉芽生长，日后形成瘢痕而狭窄。如黏膜缺失过多，应就地取材（用筋膜或血管壁）修补缺损处。

（2）物理性损伤

①早期气管切开：气道灼伤病人多同时喉头灼伤，容易发生呼吸困难，早行气管切开，增加呼吸道内有效呼吸量，随时吸出分泌物，保持下呼吸道的通畅，防止下呼吸道分泌物潴留而造成的肺内感染。

②肾上腺皮质激素的应用：对部分喉及支气管痉挛的病人，应短时内快速注入大量肾上腺皮质激素。可在 1～5min 内静注氢化可的松 1500～3000mg，或地塞米松 120～200mg，可以使症状缓解。肾上腺皮质激素的应用，还可以防止日后的瘢痕形成。

全身治疗：早期输液应以胶体液为多，非胶体液不宜过多，以免促使肺水肿的发生。如发生肺水肿，应积极处理，控制输液量，使用利尿剂。应鼓励病人咳嗽，帮助痰液引流，保持呼吸道通畅。加强气管切开的护理，雾化吸入湿化剂，以利痰液排出。全身应用抗生素，以防止呼吸道感染等。

（3）化学性损伤

①有呼吸困难或痰液较多者，应行气管切开。

②雾化吸入与刺激性有害气体或毒气相对抗，中和或稀释药物。输液以减少全身性吸收，增加排泄。

③全身性治疗：进行输血、输液等支持疗法，加强护理，使用全身抗生素以防感染等。

④对症处理局部情况，如气管内有伪膜，应设法取出，以防呼吸道阻塞。

第五章
循环系统危象识别

第一节　急性心律失常

1. 主诉

突发胸闷、心悸、头昏、焦虑；神情紧张、烦躁，心率快慢、强弱不一，心率 <60/min 或 >100/min。

2. 初步诊断

心律失常。

3. 处理

持续心电监护，描记心电图。

4. 辅助检查

血常规、血生化。

5. 治疗

（1）快速型心律失常：建立静脉通道；吸氧；刺激迷走神经；无效，根据心律失常类型选择电复律 – 人工起搏 – 射频消融术 – 外科手术治疗或者应用药物纠正 – 呼吸抑制时给予人工辅助呼吸。

（2）缓慢型心律失常或传导阻滞：应用药物提高心率；应用药物无效 – 安装人工起搏器；发生心跳呼吸骤停 – 人工呼吸及胸外心脏按压。

6. 健康教育

安慰病人，帮助其消除焦虑、恐惧心理；详细解释病情，促其密切配合治疗；指导病人保持良好的心态，心情放松；采用电复律或安装人工心脏起搏器时应向病人或家属解释清楚，征得病人同意后，签订知情同意书；安装心脏起搏器后，指导病人应随身携带诊断卡和异丙肾上腺素或阿托品等药物，以备急用。

第二节　急性心肌梗死

1. 概念

急性心肌梗死是冠状动脉急性、持续性缺血缺氧所引起的心肌坏死。

2. 诊断要点

（1）突然发作：剧烈而持久的胸骨后或心前区压榨性疼痛，休息和含服硝酸甘油不能缓解，常伴有烦躁不安、出汗、恐惧或濒死感。少数患者无疼痛，一开始即表现为休克或急性心力衰竭。部分患者疼痛位于上腹部，可能误诊为胃穿孔、急性胰腺炎等急腹症；少数患者表现颈部、下颌、咽部及牙齿疼痛，易误诊。

（2）神志障碍，全身症状，难以形容的不适、发热。

（3）胃肠道症状，表现恶心、呕吐、腹胀等，下壁心肌梗死患者更常见。

（4）心律失常，发生在起病的 1～2 周内，以 24 小时内多见，前壁心肌梗死易发生室性心律失常，下壁心肌梗死易发生心率减慢、房室传导阻滞。心电图特征性改变为新出现 Q 波及 ST 段抬高和 ST－T 动态演变。（图 5－1）

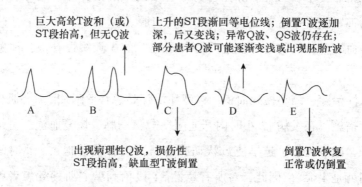

图 5－1　心肌梗死

A 为正常，B～E 分别为超急性期、急性期、衍变期及稳定期

（5）心力衰竭，主要是急性左心衰竭，在起病的最初几小时内易发生，也可在发病数日后发生，表现为呼吸困难、咳嗽、发绀、烦躁等症状。

（6）低血压、休克，急性心肌梗死时由于剧烈疼痛、恶心、呕吐、出汗、血容量不足、心律失常等可引起低血压，大面积心肌梗死（梗死面积大于 40%）时心排血量急剧减少，可引起心源性休克，收缩压 <80mmHg，面色苍白，皮肤湿冷，烦躁不安或神志淡漠，心率增快，尿量减少（<20ml/h）。

（7）心肌坏死血清生物标志物升高：肌酸激酶同工酶（CK－MB）及肌钙蛋白（T 或 I）升高是诊断急性心肌梗死的重要指标。检测心肌坏死血清生物标志物，白细胞数增多，中性粒细胞数增多，嗜酸粒细胞数减少或消失，血沉加快，血清肌凝蛋白轻链增高。

3. 处理措施

急性心肌梗死发病突然，应及早发现、及早治疗，并加强入院前处理。治疗原则为挽救濒死的心肌，缩小梗死面积，保护心脏功能，及时处理各种并发症。

监护和一般治疗：无并发症者急性期绝对卧床 1~3 天；吸氧；持续心电监护，观察心率、心律变化及血压和呼吸，低血压、休克患者必要时监测肺毛细血管楔压和静脉压。低盐、低脂、少量多餐、保持大便通畅。无并发症患者 3 天后逐步过渡到坐在床旁椅子上吃饭、大小便及室内活动。一般可在 2 周内出院。心力衰竭、严重心律失常、低血压等患者卧床时间及出院时间需酌情延长。

镇静止痛：小量吗啡静脉注射为最有效的镇痛剂，也可用哌替啶。烦躁不安、精神紧张者可给予地西泮（安定）口服。

调整血容量：入院后尽快建立静脉通道，前 3 天缓慢补液，注意出入量平衡。

再灌注治疗，缩小梗死面积：再灌注治疗是急性 ST 段抬高心肌梗死最主要的治疗措施。在发病 12 小时内开通闭塞冠状动脉，恢复血流，可缩小心肌梗死面积，减少死亡。越早使冠状动脉再通，患者获益越大。"时间就是心肌，时间就是生命"。因此，对所有急性 ST 段抬高型心肌梗死患者就诊后必须尽快做出诊断，并尽快做出再灌注治疗的策略。

药物治疗：持续胸痛患者若无低血压可静脉滴注硝酸甘油。所有无禁忌证的患者均应口服阿司匹林，置入药物支架患者应服用氯吡格雷一年，未置入支架患者可服用一月。应用 rt-PA 溶栓或未溶栓治疗的患者可用低分子肝素皮下注射或肝素静脉注射 3~5 天。对无禁忌证的患者应给与 β 受体阻滞剂。对无低血压的患者应给与肾素-血管紧张素转氨酶抑制剂（ACEI），对 ACEI 不能耐受者可应用血管紧张素受体阻滞剂（ARB）。对 β 受体阻滞剂有禁忌证（如支气管痉挛）而患者持续有缺血或心房颤动、心房扑动伴快速心室率，而无心力衰竭、左室功能失调及房室传导阻滞的情况下，可给予维拉帕米或地尔硫䓬。所有患者均应给与他汀类药物。

抗心律失常：偶发室性早搏可严密观察，不需用药；频发室性早搏或室性心动过速（室速）时，立即用利多卡因静脉注射继之持续静脉点滴；效果不好时可用胺碘酮静脉注射。室速引起血压降低或发生室颤时，尽快采用直流电除颤。对缓慢心律失常，可用阿托品肌内注射或静脉注射；二度、三度房室传导阻滞时，可安置临时起搏器。室上性心律失常：房性期前收缩不需特殊处理，阵发性室上性心动过速和快心室率心房颤动可给予维拉帕米、地尔硫草、美托洛尔、洋地黄制剂或胺碘酮静脉注射。对心室率快、药物治疗无效而影响血流动力学者，应直流电同步电转复。

急性心肌梗死合并心源性休克和泵衰竭的治疗：肺水肿时应吸氧，静脉注射吗啡、呋塞米，静脉点滴硝普钠。心源性休克可用多巴胺、多巴酚丁胺或间羟胺静脉滴注，如能维持血压，可在严密观察下加用小量硝普钠。药物反应不佳时应在主动脉内气囊反搏术支持下行直接心脏介入手术（PCI），若冠状动脉造影病变不适于 PCI，应考虑急诊冠状动脉搭桥手术。

第三节　急性心包压塞

1. 诊断要点

外伤史有胸部闭合伤或穿透伤史：胸部穿透伤从伤口位置和伤道经过应注意有无心包和心脏创伤。闭合性胸部伤常合并腹部和颅脑损伤，这些损伤较易吸引检查者的注意力，致心包压塞被忽略。所以，临床上凡遇到循环衰竭与创伤或失血量的严重程度不成比例时，应警惕是否有心包压塞的存在。

2. 临床表现

患者常述缺乏空气感，烦躁不安，甚或昏迷。

急性心包压塞征象：①血压下降、脉压变窄，脉搏细弱，甚或出现奇脉；②心音遥远，心动过速，心浊音界增大；③颈静脉怒张，中心静脉压升高（CVP）大于 1.4kPa。

3. 辅助检查

（1）X 线检查　胸部 X 线检查可见心影扩大，透视下则可见心搏微弱。应注意有无血、气胸。临床对严重出血者不作常规 X 线检查，宜及早手术治疗。

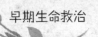

（2）心电图伤后早期各导联均呈现凹段升高（StaVR降低），T波高耸。而后各个导联呈T波倒置（aVR的T波直立）或T波平坦，各导联普遍呈低电压。

（3）超声波检查可显示心包内有液平。

（4）心包穿刺即可肯定诊断，又可暂时解除部分压塞症状，为手术抢救赢得时间。

4. 抢救措施

抗休克治疗：立即输血输液，提高心脏充盈量，增加心排量，维持血压；可静滴多巴胺；并给予氧气吸入。为下一步手术做准备。

心包穿刺减压：只要能抽出少量血液，就可大幅度降低心包内压力，使急性心包压塞患者病情明显改善，为进一步抢救赢得宝贵时间，并增加了开胸手术的安全性。故无论伤情如何险恶，尽可能不要放弃心包减压抽血这一治疗措施。特别需要注意的是心包穿刺只能作为诊断及手术前心脏减压的权益性急救措施，而不能作为治疗手段代替手术治疗，因为：①穿刺本身不能止血，不能防止继续出血；②不能明确心脏损伤的具体部位、程度及范围；③不能抽出已有的凝血块；④不能修补伤部；⑤依赖穿刺治疗常可失去最佳手术时机。

急诊手术：应争分夺秒进行开胸手术，一般做左胸或右胸前外侧切口，若估计左心破裂，宜作胸骨正中切口。切开心包，迅速清除积血及血块，找到心脏裂口，以手指直接按压住心脏破裂出血处，观察裂口大小及位置。裂口较小，可用无损伤线带垫褥式缝合；右房破裂者，用心耳钳钳夹止血后，作褥式或荷包缝合修补；左室较大的裂口，应在体循环外或左心转流下修补。注意缝针不得穿过心内膜。缝闭，放置心包和胸腔引流管。

第四节　心脏破裂

1. 概念

心脏破裂多由尖刀锐器、子弹、弹片等穿透胸壁伤及心脏所致，少数则由于暴力撞击前胸引起心脏破裂。以右心室破裂最常见，其次为左心室和右心房，左心房、心包内大血管破裂则少见。

2. 诊断要点

呈现休克，诉胸痛，呼吸急促，心率快，心音弱，脉率快，脉量小，血压低，颈静脉怒张，静脉压升高。

出现低血容量征象：如面色苍白、呼吸浅弱、脉搏细速、血压下降等，病人可快速陷入休克，因大出血死亡。

在开放性胸部损伤心脏破裂病人，如伤口有鲜血不断涌出，并伴有出血症状，不难作出诊断。

在闭合性胸部损伤病人，凡出现 Beck 三联征：①静脉压升高；②心搏微弱，心音遥远；③动脉压降低。疑为心包压塞时，可在剑突下左肋弓旁行心包腔穿刺，如抽出血液，即可确诊。二维超声心动图亦可确定心包积血的诊断。

3. 处理措施

心脏破裂应立即施行手术抢救。

急性心包压塞往往病情危急，可先作心包腔穿刺减压缓解，同时输血补液，争取剖胸抢救时间。一般经左前胸第 4 肋间进胸，切开心包，清除积血，探查到心壁出血点或裂口，用手指按压止血，然后行间断缝合修补。冠状动脉的小支出血，可予缝扎；如属左前降支或其他主支，须在体外循环下行缝扎术加冠状动脉旁路手术。

第五节　急性心力衰竭

1. 概念

急性心力衰竭（AHF）是指急性发作或加重的左心功能异常所致的心肌收缩力降低、心脏负荷加重，造成急性心排血量骤降、肺循环压力升高、周围循环阻力增加，引起肺循环充血而出现急性肺淤血、肺水肿，并可伴组织、器官灌注不足和心源性休克的临床综合征，以左心衰竭最为常见。

2. 诊断要点

大多数患者有心脏病病史，冠心病、高血压和老年性退行性心瓣膜病为

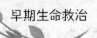

老年人的主要病因；风湿性心瓣膜病、扩张型心肌病、急性重症心肌炎等常为年轻人的主要病因。

常见的诱因有慢性心衰治疗缺乏依从性、心脏容量超负荷、严重感染、严重颅脑损害或剧烈的精神心理紧张与波动、大手术后、肾功能减退、急性心律失常、支气管哮喘发作、肺栓塞、高心排血量综合征、应用负性肌力药物、应用非甾体类抗炎药、心肌缺血、老年急性舒张功能减退、吸毒、酗酒、嗜铬细胞瘤等。

早期表现：左心功能降低的早期征兆为心功能正常者出现疲乏、运动耐力明显减低、心率增加 15～20 次/分，继而出现劳力性呼吸困难、夜间阵发性呼吸困难、高枕睡眠等；检查可见左心室增大、舒张早期或中期奔马律、两肺底部有湿啰音、干啰音和哮鸣音，提示已有左心功能障碍。

急性肺水肿：起病急，病情可迅速发展至危重状态。突发的严重呼吸困难、端坐呼吸、喘息不止、烦躁不安并有恐惧感，呼吸频率可达 30～50 次/分；频繁咳嗽并咯出大量粉红色泡沫样痰；心率快，心尖部常可闻及奔马律；两肺满布湿啰音和哮鸣音。

心源性休克：低血压持续 30 分钟以上，收缩压降至 90mmHg 以下，或原有高血压的患者收缩压降低 ≥60mmHg。血流动力学障碍 PCWP ≥18mmHg，心脏排血指数（CI）≤36.7ml/（s·m²）[≤2.2L/（min·m²）]。代谢性酸中毒和低氧血症。

组织低灌注状态：①皮肤湿冷、苍白和发绀伴紫色条纹；②心动过速 >110 次/分；③尿量明显减少（<20ml/小时），甚至无尿；④意识障碍，常有烦躁不安、激动焦虑、恐惧和濒死感，收缩压低于 70mmHg，可出现抑制症状，逐渐发展至意识模糊甚至昏迷。

X 线检查可显示肺淤血和肺水肿。心衰标志物：诊断心衰的公认客观指标为 B 型利钠肽（BNP）和 N 末端 B 型利钠肽原（NT-proBNP）的浓度增高。心肌坏死标志物：检测心肌受损的特异性和敏感性均较高的标志物是心肌肌钙蛋白 T 或 I（CTnT 或 CTnI）。

3. 处理措施

初始治疗经面罩或鼻导管吸氧，吗啡、袢利尿剂、强心剂等经静脉给予。

病情仍不缓者应根据收缩压和肺瘀血状况选择应用血管活性药物，如正性肌力药、血管扩张药和血管收缩药等。

病情严重、血压持续降低（<90mmHg）甚至心源性休克者，应监测血流动力学，并采用 IABP、机械通气支持、血液净化、心室机械辅助装置以及外科手术等各种非药物治疗方法。

动态测定 BNP/NT‐proBNP 有助于指导急性心衰的治疗，治疗后其水平仍高居不下者，提示预后差，应加强治疗；治疗后其水平降低且降幅>30%，提示治疗有效，预后好。

控制和消除各种诱因，及时矫正基础心血管疾病。

第六节　心室颤动

1. 概念

心室颤动（VF）简称室颤，是指心室发生无序的激动，致使心室规律有序的激动和舒缩功能消失，其均为功能性的心脏停跳，是致死性心律失常。

2. 诊断要点

临床症状包括发病突然、意识丧失、抽搐、呼吸停顿甚至死亡。听诊心音消失、无大动脉搏动、血压测不出、发绀和瞳孔散大等。

心室颤动的波形、振幅与频率均极不规则，无法辨认 P 波、QRS 波群、ST 段与 T 波，频率达 150～300 次/分。（图 5‐2）

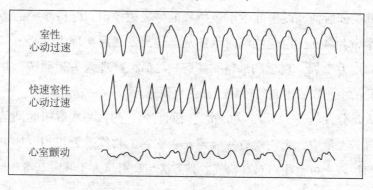

图 5‐2　室颤心电图

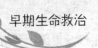

3. 处理措施

一般来说，VF 治疗选择包括三类，分别是药物治疗、植入型心律转复除颤器（ICD）和射频导管消融触发病灶。

室颤发生后应立即进行抢救，力争在数分钟内建立有效的呼吸和循环，否则将发生脑细胞的不可逆性损伤，最终导致死亡。有条件时应立即行电复律。

抢救成功后，应积极治疗原发病和改善心功能，并可考虑植入型心律转复除颤器（ICD）以预防心源性猝死的发生。

第七节　呼吸骤停

1. 概念

呼吸骤停就是指心（心脏）和肺（肺部）停止活动——心脏不搏动，人停止呼吸。

2. 诊断要点

有许多不同因素会导致心跳呼吸骤停，包括：中风、药物过量、心脏病发作、溺水、窒息、失血、电击、一氧化碳中毒。

3. 处理措施

迅速解开衣服，清除口内物，有舌后坠时用钳将舌拉出。

患者需仰卧位，头尽量后仰。

立即进行口对口人工呼吸。方法是：患者仰卧，护理人一手托起患者下颌，使其头部后仰，以解除舌下坠所致的呼吸道梗阻，保持呼吸道通畅；另一手捏紧患者鼻孔，以免吹气时气体从鼻逸出。然后护理人深吸一口气，对准患者口用力吹人，直至胸部略有膨起。之后，护理人头稍侧转，并立即放松捏鼻孔的手，任患者自行呼吸，如此反复进行。

成人每分钟吸气 12～16 次，吹气时间宜短，约占一次呼吸时间的三分之一。吹气若无反应，则需检查呼吸道是否通畅，吹气是否得当。如果患者牙关紧闭，护理人可改用口对鼻吹气。其方法与口对口人工呼吸基本相同。

第八节　心脏和大血管创伤

1. 诊断

胸前部被锐器、枪弹或爆炸震伤。

（1）疑为心脏创伤：心前区靠近胸骨缘和剑突附近有创伤面。

穿透性心脏损伤的诊断：出血性休克；Beck 三体征，即低血压、心音遥远、静脉压升高；X 线显示血胸、气胸或胸腔内异物存留。

闭合性心脏损伤的诊断：心前区或胸骨后疼痛；心动过速、低血压、呼吸困难、奔马律或心律不齐；血清乳酸脱氢酶、同工酶均升高；同位素扫描示左、右室射血分数下降和左室节段性室壁活动异常。

（2）疑为胸内大血管损伤：钝性胸部外伤，且伤情危急。

胸内大血管损伤诊断：上肢血压增高和脉压差增大；下肢血压下降和脉压差缩小；X 线显示纵隔增宽。

2. 处理

（1）穿透性心脏损伤：通畅呼吸道。

（2）闭合性心脏损伤：入重症监护病房，持续心电监护，吸氧。

（3）胸内大血管损伤：吸氧。

3. 辅助检查

（1）急查血常规和血型。

（2）持续心电监护。

（3）胸主动脉造影。

4. 治疗

穿透性心脏损伤：迅速建立静脉通道；抗休克治疗；安置胸腔引流管；外科手术；术后对症处理。

闭合性心脏损伤：镇痛；补液；处理并发症；紧急手术。

胸内大血管损伤：建立静脉通道；紧急手术；紧急止血；抗休克治疗。

5. 健康教育

安慰病人或家属，帮助病人或家属消除焦虑、恐惧心理，树立战胜疾病的信心，解释伤情及治疗方案；指导病人绝对卧床休息，保持安静，在紧急情况下可简要解释伤情，为手术争取宝贵时间，请家属签订同意书，术后再详细解释。

第九节　急性上消化道大出血

1. 诊断

主诉恶心、呕吐大量鲜血、伴或不伴上腹疼痛、头晕；面色苍白。球结膜苍白、呕吐鲜血或鼻胃管抽吸阳性，收缩压 <80mmHg，心率 >100/min。

2. 辅助检查

（1）内镜检查。

（2）低危险损伤：无急性出血，血流动力学稳定，观察时选择钡剂检查/内镜血管造影。

（3）胃镜检查或不成功，选择动脉造影定位或治疗。

3. 治疗

急性出血损伤，无出血但可见血管和血痂，选内镜治疗；食管出血或胃底动脉出血，选内镜治疗；如继续出血，不可见性出血，动脉造影以定位和治疗，食管、胃出血 – 胃动脉栓塞，胃十二指肠、肝、胰、脾动脉出血 – 超选择性栓塞，未见出血 – 试验性胃左动脉栓塞；继续或再发出血，手术危险性小 – 外科手术、手术危险性大 – 再次动脉造影和插管治疗、补充血容量 – 输血 – 吸氧 – 止血药 – 提升血压 – 支持疗法；可见性出血，静脉血管加压素、三腔管气囊压迫、Tipss 或急诊分流术。

4. 健康教育

（1）安慰病人或家属。

（2）详细解释病情，帮助其消除焦虑、恐惧心理。

（3）做内镜检查、治疗、手术及输血者，应向病人或家属解释，并签订知情同意书。

（4）在操作中，边操作边与病人交流，解释病人关心的问题，以减轻紧张、焦虑情绪。

第十节　急性下消化道出血

1. 诊断

主诉便血或大便带血，伴有或不伴有腹痛；精神紧张、腹部压痛、或肛诊为痔、息肉等，可有体温升高，鼻胃管抽吸阴性。

2. 辅助检查

（1）直肠乙状镜或结肠镜检查。

（2）大量出血：急诊动脉造影。

（3）中等量出血：核素检查。

（4）肛门、直肠出血：内科或外科治疗。

（5）出血部位未能确定：结肠镜、钡灌肠、动脉造影。

3. 治疗

出血部位确定行插管治疗，动脉注入增压素、栓塞，增压素失败和（或）未稳定伴迅速出血，控制不成功行手术治疗；出血部位未能确定行药物血管介入造影；静脉肝素注入；动脉妥拉唑啉注入；尿激酶。内科治疗：休息、输液、止血、观察。

4. 健康教育

安慰病人，帮助其消除焦虑、恐惧心理；解释病情，讲解治疗方案；特殊治疗、特殊检查及手术时，应向病人或家属解释，征得同意后，签订知情同意书。

第十一节　低血容性休克

1. 诊断

主诉：头晕、心悸、口渴、无力、烦躁；面色苍白、四肢湿冷、口唇及甲床发绀，收缩压 <90mmHg，心率 >100/min。

2. 处理

（1）平卧位或头抬高 10°、下肢抬高 15°。

（2）吸氧、保暖。

（3）留置导尿、记尿量。

（4）测定中心静脉压。

（5）持续心电监护。

3. 辅助检查

颈静脉充盈试验；毛细血管苍白试验。实验室检查：血常规＋血型；血细胞压积；动脉血乳酸。

4. 治疗

建立两条静脉通路：①扩充血容量，选用血浆代用品或全血，②给予止血药，改善心功能、改善微循环；根据实验室结果及尿量进一步确定诊断；纠正酸中毒及水、电解质失衡；根据中心静脉压测定结果调整补液速度，确定是否应用血管活性药物；镇静、激素应用；维护肾功能；根据心电图、心功能情况确定。

5. 健康教育

（1）安慰病人或家属。

（2）指导病人取正确卧位及正确的翻身方法。

（3）详细解释病情。

（4）指导病人在无消化道出血的情况下进少量热水或热流汁。

（5）需要输血者应向病人或家属解释并签订知情同意书。

（6）指导病人或家属协助护士准确观察记录尿量。

第十二节　创伤性休克

1. 诊断

（1）主诉，外伤后出血量多或无明显创面，但伴头晕、心悸、口渴、无力。

（2）查体，面色苍白，四肢湿冷，收缩压 < 90mmHg，心率 > 100/min。有明显的创面或有内脏破裂可能。

2. 处理

（1）平卧位或头抬高 10°、下肢抬高 15°。

（2）保暖、吸氧、持续心电监护。

（3）留置导尿，观察、记录尿量。

（4）中心静脉压监测。

（5）呼吸抑制时进行人工机械通气。

（6）建立静脉通道：①扩充血容量—血浆代用品—输入全血、血浆、浓缩血细胞—生命支持疗法；②止血药物—抗生素—激素—脱水药、利尿药—生命支持疗法。

止血—清创缝合—包扎—腹腔穿刺确诊是否内脏破裂—确诊内脏破裂者—手术治疗。

3. 辅助检查

CT 检查；X 线检查；血常规，血型，血生化，血细胞压积。

4. 健康教育

安慰病人或家属；向病人解释病情，说明受伤部位及程度；需要输血者应向病人或家属解释并签订知情同意书；需要人工机械通气者，应向家属讲明利弊及必要性，征得同意后签订知情同意书。

第十三节　感染性休克

1. 诊断

主诉，高热、头痛、虚脱/面色潮红、四肢湿冷、已知有感染病灶或腹部有局限性压痛，体温在39℃以上，收缩压<90mmHg，心率>100次/min。

2. 处理

平卧位；保暖；吸氧；体温超过39℃，行物理降温或低温治疗；持续心电监护。

3. 辅助检查

急查血常规、血型；血培养+药物敏感试验；X线检查；B超检查。

4. 治疗

迅速建立静脉通道；足量抗生素至少两种联合；扩充血容量；纠正电解质及酸碱失衡应用血管活性药物；心功能障碍选用：氨茶碱-毒毛花苷K或毛花苷C-利尿药-氢化可的松；呼吸功能障碍选用：解除肺血管痉挛-改善肺弥散功能-根据病情应用呼吸兴奋剂；低氧血症时有必要应用呼吸机；应用纳洛酮；根据血培养结果选用敏感抗生素，至少两种联合应用；根据病灶部位性质选择外科手术治疗。

5. 健康教育

（1）安慰病人或家属。

（2）向病人或家属解释病情及治疗方案。

（3）高热时需用低温疗法时应向其解释该疗法的目的和意义，取得理解和合作。

（4）有手术指征者，应向病人或家属解释，征得同意后，签订知情同意书。

（5）有病灶未确定之前，向病人或家属解释暂不用止痛药的目的，以取得其理解。

第十四节　过敏性休克

1. 诊断

主诉，注射或接触致敏异体蛋白后突然胸闷、憋气、虚脱；有注射史或异体蛋白接触史，意识模糊或丧失、面色苍白、四肢湿冷、皮肤荨麻疹，收缩压 <90mmHg，心率 >100/min。

2. 处理

立即平卧、吸氧、保暖；清理呼吸道、保持呼吸道通畅；发生呼吸道梗阻或喉头水肿立即行气管插管或气管切开；呼吸衰竭时选用人工辅助呼吸；心跳呼吸骤停时，立即行人工呼吸及胸外心脏按压。

3. 治疗

肾上腺素每次皮下注射 0.5 ~1mg；建立静脉通道，地塞米松(5mg，iv) – 扩充血容量（羟乙基淀粉） – 根据血压回升情况选用血管活性药物 – 生命支持疗法；生理盐水 20ml + 氨茶碱，氢化可的松溶入液体中静滴 – 抗组胺类药物 – 呼吸兴奋药。

4. 健康教育

安慰病人或病人家属；指导病人取平卧或头部抬高 10°、下肢抬高 15° ~20° 向病人或家属解释病情，并请其协助确定过敏原；指导病人如何避免过敏原；嘱病人当皮肤瘙痒时不要用手抓，以免损伤皮肤；需要使用呼吸机或气管插管、气管切开的病人，应向家属解释其必要性，征得同意后签订知情同意书。

第十五节　高血压急症

1. 概述

高血压可分为良性和恶性两型。恶性又称急进型高血压，舒张压很高，可引起肾脏坏死性小动脉炎，氮质血症，如不治疗，大约一年死亡。恶性高

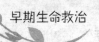

血压在原发性高血压中发生率为1%。恶性高血压时，舒张压常大于17.3kPa（130mmHg），有眼底视网膜渗出、出血，常有视盘水肿，肾功能恶化迅速，数周后可出现肾功能衰竭。

当恶性高血压血压突然升高，病情急剧恶化而危及生命时称高血压危象。高血压危象是以舒张压突然升高达18.7kPa（140mmHg）以上或更高为特征，收缩压相应升高达33.3kPa（250mmHg）以上。血压极度升高以致发生致命的血管坏死。高血压危象可发生在缓慢型或急进型高血压，也可发生在过去血压完全正常者，多为急性肾小球肾炎。原有慢性高血压者发生高血压危象，多为慢性肾小球肾炎、肾盂肾炎或结缔组织病。肾血管性高血压或嗜铬细胞瘤也可以发生高血压危象。由于原发性高血压占高血压的90%以上，故高血压危象也以原发性高血压为多。

2. 高血压危象分型

高血压脑病，血压突然急剧升高，发生严重血管病变导致脑水肿，出现神经系统症状，头痛为最初主诉，伴呕吐、视力障碍、视盘水肿、神志改变，出现病理征、惊厥、昏迷等。脑脊液压力可高达3.92kPa（400mmH$_2$O），蛋白增加。经有效的降压治疗，血压下降，症状可迅速缓解。

高血压危象伴颅内出血包括脑出血或蛛网膜下隙出血。

儿茶酚胺突然释放所致高血压危象，见于嗜铬细胞瘤。肿瘤可产生和释放大量去甲基肾上腺素和肾上腺素，常见的肿瘤部位在肾上腺髓质，也可在其他具有嗜铬组织的部位，如主动脉分叉、胸腹部交感神经节等。表现为血压急剧升高，伴心动过速、头痛、苍白、大汗、麻木、手足发冷。发作持续数分钟至数小时。某些病人发作有刺激诱因，如情绪激动、运动、按压肿瘤、排尿、喷嚏等。发作间歇可无症状。

还有高血压危象伴急性肺水肿、高血压危象伴肾脏损害、高血压危象伴主动脉夹层动脉瘤、妊娠高血压综合征（妊娠后期出现高血压、蛋白尿和水肿，严重时发生子痫）。

3. 病理生理

（1）高血压脑病：包括两个过程，一为功能性改变，即脑血管扩张，过多的脑血流灌注，引起高血压脑病；另一为器质性改变，即动脉壁急性损伤，纤维蛋白样坏死。这两个过程发生在血压极度升高之后，尚无肾素或其他体液因素参与时。正常人血压稍升高就可能发生高血压脑病，而慢性高血压者血压升得很高时才出现高血压脑病，在发生急性血管损伤时血压上升的速度比升高的程度更为重要。

（2）小动脉病变：肾脏和其他脏器的动脉和小动脉急性血管病变，内膜损伤，促使血小板聚集，纤维蛋白沉积，内膜细胞增生，微血管血栓形成。

（3）肾损害：严重高血压引起肾血管损害，造成肾缺血，通过肾素－血管紧张素系统，肾素分泌增加，使血管收缩，醛固酮分泌增加，血容量增多从而使血压更高。

（4）微血管内凝血：微血管溶血性贫血，伴红细胞破碎和血管内凝血。

4. 临床表现

（1）血压：舒张压高于 17.3kPa（130mmHg），血压突然升高，病程进展急剧。

（2）眼底视网膜病变：出血、渗出或（和）视盘水肿。

（3）神经系统表现：头痛、嗜睡、抽搐、昏迷。

（4）心脏：心脏增大，可出现急性左心衰竭。

（5）肾脏：少尿、氮质血症、尿毒症的表现。

（6）胃肠道：有恶心，呕吐。

高血压危象如不及时治疗，患者迅速死于脑损害，更多病人死于肾功能衰竭。如及时治疗，血压下降，高血压脑病恢复。恶性高血压的预后与肾脏损害程度密切相关，一组恶性高血压资料表明尿素氮低于 180mg/L，5 年存活率为 64%；尿素氮高于 180mg/L 者，5 年存活率仅 23%。

5. 高血压危象的治疗原则

（1）应尽快使血压下降：做到迅速、安全、有效。至于血压下降程度则因人而异，如肾功能正常，无脑血管病或冠心病者则血压可降至正常。但如病人为 60 岁以上高龄，有冠心病或脑血管病、肾功能不全，血压下降过快、过猛可导致冠状动脉或脑动脉供血不足或少尿，其安全的血压水平是 21.3 ~ 24.0/13.3 ~ 14.7kPa（160 ~ 180/100 ~ 110mmHg）。开始时降压药剂量宜小，使舒张压降至 16.0kPa（120mmHg）。密切观察是否有神经系统症状、心输出量降低、少尿等现象。然后逐渐增加剂量，使舒张压降至 14.7kPa（110mmHg）。1~2 日内逐渐降至 13.3kPa（100mmHg），应使病人能够耐受血压下降的速度。静脉用药者 1~2 天内应加服降压药，争取短期内停用静脉给药。如一药无效可合并用药以提高疗效、减少副作用。

（2）根据病情选择用药：以适宜的速度达到降压目的。硝普钠数秒钟起作用，二氮嗪数分钟起作用，利血平、甲基多巴、米诺地尔数小时起作用。高血压危象时常用的降压药作用时间及优、缺点见表 5-1。其中以硝普钠最为理想，无条件用硝普钠时，可静注二氮嗪，如病情不十分紧急，可肌注利血平。

表 5-1　几种胃肠道外给药的降压药的比较

药物剂量及用法	作用时间	最大作用时间	持续时间	优点	缺点	副作用
硝普钠 50~400μg/min，静滴	<1min	1~2min	2~5min	有效，作用持久，	强须监测血压	恶心
二氮嗪 75~300mg，静注	1min	2~4min	4~12h	作用快，持久剂量固定	低血压	心动过速，恶心，脸红
利血平 0.5~1mg，肌注	1(1/2)~3h	3~4h	6~24h	逐渐起作用，持久	作用慢	鼻塞

（3）监护：病人以在 CCU 或 ICU 治疗为宜，以获得密切的监测，避免脱水或补液过多，前者可引起肾前性氮质血症，后者可使血压进一步升高，并可引起心力衰竭。

（4）防治脑水肿：高血压脑病时加用脱水剂甘露醇、呋塞米等治疗；脑水肿、惊厥者镇静止惊，如肌注苯巴比妥钠、地西泮、水合氯醛灌肠等。

（5）抗心衰：合并急性左心衰竭时予强心、利尿及扩血管治疗，选用硝普钠最为理想。

（6）合并氮质血症者：应予血液透析治疗。

（7）嗜铬细胞瘤合并高血压危象时：由于瘤体分泌大量儿茶酚胺引起血压急剧升高，手术前应选用 α 受体阻滞剂酚妥拉明降低血压。

（8）合并妊娠高征时，早期通过限制活动和盐的摄入足以增加子宫、胎盘和肾的血流。如蛋白尿加重、血压升高、视力下降、尿量减少，体重增加或头痛应住院治疗，尤其是头痛应引起重视，提示可能发生子痫，在子痫发生之前应终止妊娠。若病人发生子痫，应静脉注射硫酸镁（10%，10ml），给予镇静剂（以地西泮较适宜，必要时静注 10～20mg）、中枢神经抑制剂，患者应绝对卧床休息，避免激惹而再度发生子痫。舒张压大于或等于 5.35kPa（115mmHg）者应积极降压治疗。子痫发生后应延缓分娩，以子痫停止发作24～48h 分娩为宜。

（9）恶性高血压：往往迅速发生高血压危象，必须积极治疗，根据临床症状的轻重决定降压速度。病情危急的恶性高血压，舒张压高于 20kPa（150mmHg），需数小时内下降，而处在恶性高血压早期，病情尚不十分危急，血压可在数天内下降，可口服或间断静脉给药。恶性高血压伴氮质血症者即使积极治疗，远期存活率仍低，故应在肾功能损害前积极降压治疗。恶性高血压出现栓塞性微血管病变、血管内膜损伤、血小板聚集、纤维蛋白沉积、内膜细胞增生导致肾小动脉狭窄、氮质血症，故有人提出溶栓和抗凝治疗可减少或抑制内膜增生。恶性高血压 75% 患者起病时有体重下降，由于丢钠、丢水之故，故对体重下降的恶性高血压病人不宜限制钠盐摄入，因为低钠可促使肾素分泌，加重恶性高血压的血管病变。

6. 几种常用的高血压急症降压药

（1）胃肠道以外用药：硝普钠、二氮嗪、利血平。

硝普钠：硝普钠为强有力的血管扩张剂，作用迅速，调节滴速可使血压满意地控制在预期水平，停药后血压迅速上升，故不至于发生低血压。静脉点滴数为 50～400μg/min，适用于高血压脑病、主动脉夹层动脉瘤、恶性高血压。由于硝普钠降低心脏的前、后负荷，对高血压危象合并左心衰竭者尤为适宜。在无条件监测硝普钠的代谢产物硫氰酸盐的血浓度时，应用硝普钠不宜超过 1 周，一般数天之后尽早改为口服降压药，因为硫氰酸盐可引起神经系统中毒反应。

二氮嗪：亦为强有力的血管扩张剂，降压作用迅速。过去主张一次静脉注射 300mg，目前推荐分次注射，每次 75 或 150mg，以避免血压下降过低。

利血平：为中枢及周围性交感神经阻滞剂，以耗竭交感神经末梢的去甲肾上腺素为主要作用。用于恶性高血压尚无高血压危象立即危及生命者，可肌注 0.5～1mg。作用较慢，常需数小时才能达到血压下降。

（2）口服降压药：胃肠道以外应用降压药使血压下降后应尽快改用口服降压药，对顽固的高血压可选用以下药物。

巯甲基丙脯氨酸：为血管紧张素转换酶抑制剂，抑制血管紧张素Ⅱ的产生，使血管扩张，外围阻力降低，血压下降，同时又减少醛固酮分泌，排钠保钾有利于降低血压。与利尿剂合用降压效果更好，并可弥补利尿剂排钾导致低血钾的副作用。剂量为25～100mg，一日3次，口服。口服后20～30min降压作用达高峰。该药对高肾素性肾血管性高血压疗效更为满意。巯甲基丙脯氨酸可降低肌酐清除率，从而使BUN和肌酐上升，需加注意。不良反应有皮疹、蛋白尿、粒细胞减少等。

米诺地尔：为血管扩张剂，适用于顽固性高血压。该药不影响肾血流量和肾小球过滤率，可用于肾功能不全者。剂量为2.5～40mg/d。副作用有多毛、水钠潴留，此为不能长期坚持服用的原因。亦可反射性引起心动过速。

哌唑嗪：α受体阻滞剂，扩张血管降低外周阻力。对心排出量、心率、肾血流量和肾小球过滤率影响不大。口服1～2h血浆浓度达高峰。首剂不宜太大以免发生低血压，第一剂可在睡前口服0.5mg，以后逐渐加量，从1mg，一日3次开始，降压剂量为3～20mg/d。

钙拮抗剂：抑制钙离子进入血管平滑肌细胞，抑制血管平滑肌收缩，导致血管扩张、血压下降。1976年Aloki等首次证实硝苯地平治疗恶性高血压有效，以后陆续有21位医生用硝苯地平治疗高血压急症和严重高血压共439例，发现口服硝苯地平10～20mg后血压下降24%，口服30min达最大降压作用，持续3～5h。98%病人血压降至预期水平，认为该药对高血压急症患者可迅速、有效而且安全地降低血压，尤其适用于心绞痛伴高血压危象者。缺点是血管扩张引起头晕、头痛、反射性心动过速、水肿，起效迅速而强烈时可导致低血压，对某些病人可能加重脑水肿和高血压脑病。

阿替洛尔：为心脏选择性β受体阻滞剂。Bannan等证实口服阿替洛尔100mg治疗血压高于26.7/17.3kPa（200/130mmHg）的严重高血压患者，12h内血压逐渐下降，收缩力下降7.47kPa（56mmHg），舒张压下降5.33kPa（40mmHg），而无副作用。阿替洛尔适用于需迅速降压而又不能过猛以至引起心脑肾缺血的病人。口服剂量为25～100mg，一日1次，缺点为可引起心动过缓。

7. 高血压急症和亚急症急诊抢救

高血压急症和高血压亚急症曾被称为高血压危象。高血压急症是指原发性或继发性高血压患者，在某些诱因作用下，血压突然和显著升高（一般超过180/120mmHg），同时伴有进行性心、脑、肾等重要靶器官功能不全的表现。高血压急症包括高血压脑病、颅内出血（脑出血和蛛网膜下隙出血）、脑梗死、急性心力衰竭、肺水肿、急性冠状动脉综合征（不稳定型心绞痛、急性非 ST 段抬高和 ST 段抬高心肌梗死）、主动脉夹层动脉瘤、子痫等应注意血压水平的高低与急性靶器官损害的程度并非成正比。一部分高血压急症并不伴有特别高的血压值，如并发于妊娠期或某些急性肾小球肾炎的患者，但如血压不及时控制在合理范围内会对脏器功能产生严重影响，甚至危及生命，处理过程中需要高度重视。并发急性肺水肿、主动脉夹层动脉瘤、心肌梗死者，即使血压仅为中度升高，也应视为高血压急症。

高血压亚急症是指血压显著升高但不伴靶器官损害。患者可以有血压明显升高造成的症状，如头痛、胸闷、鼻出血和烦躁不安等。较多患者有服药顺从性差或治疗不足。

血压升高的程度不是区别高血压急症与高血压亚急症的标准，区别两者的唯一标准是有无新近发生的急性、进行性严重靶器官损害。

8. 高血压急症的处理

当怀疑高血压急症时，应进行详尽的病史收集、体检和实验室检查，评价靶器官功能受累情况，以尽快明确是否为高血压急症。但初始治疗不要因为对患者整体评价过程而延迟。高血压急症的患者应进入急诊抢救室或加强监护室，持续监测血压；尽快应用适合的降压药；酌情使用有效的镇静药以消除患者恐惧心理；并针对不同的靶器官损害给予相应的处理。

高血压急症需立即进行降压治疗以阻止靶器官进一步损害。在治疗前要明确用药种类、用药途径、血压目标水平和降压速度等。在临床应用时需考虑到药物的药理学和药代动力学作用，对心排出量、全身血管阻力和靶器官灌注等血流动力学的影响，以及可能发生的不良反应。理想的药物应能预期降压的强度和速度，作用强度可随时调节。

在严密监测血压、尿量和生命体征的情况下，应视临床情况的不同使用短效静脉降压药物。降压过程中要严密观察靶器官功能状况，如神经系统症状和体征的变化、胸痛是否加重等。因为已经存在靶器官的损害，过快或过度降压容易导致组织灌注压降低，诱发缺血事件，所以起始的降压目标不是使血压正常，而是渐进地将血压调控至不太高的水平，最大程度地防止或减轻心、脑、肾等靶器官损害。一般情况下，初始阶段（数分钟到1h内）血压控制的目标为平均动脉压的降低幅度不超过治疗前水平的25%。在随后的2~6h内将血压降至较安全水平，一般为160/100mmHg左右，如果可耐受这样的血压水平，临床情况稳定，在以后24~48h逐步降低血压达到正常水平。降压时需充分考虑到患者的年龄、病程、血压升高的程度、靶器官损害和合并的临床状况，因人而异地制定具体的方案。如果患者为急性冠脉综合征或以前没有高血压病史的高血压脑病（如急性肾小球肾炎、子痫所致等），初始目标血压水平可适当降低。若为主动脉夹层动脉瘤，在患者可以耐受的情况下，降压的目标应该低至收缩压100~110mmHg，一般需要联合使用降压药，并要重视足量β-受体阻滞剂的使用。降压的目标还要考虑靶器官特殊治疗的要求，如溶栓治疗等。不同临床情况高血压急症的血压控制详见相关章节。一旦达到初始靶目标血压，可以开始口服药物，静脉用药逐渐减量至停用。

在处理高血压急症时，要根据患者具体临床情况作其他相应处理，争取最大程度保护靶器官，并针对已经出现的靶器官损害进行治疗。

9. 高血压亚急症的处理

对高血压亚急症患者，可在24~48小时将血压缓慢降至160/100mmHg。没有证据说明此种情况下紧急降压治疗可以改善预后。许多高血压亚急症患者可通过口服降压药控制，如钙通道阻滞剂、转换酶抑制剂、血管紧张素受体阻滞剂、α受体阻滞剂、β受体阻滞剂，还可根据情况应用袢利尿剂。初始治疗可以在门诊或急诊室，用药后观察5~6小时。2~3天后门诊调整剂量，此后可应用长效制剂控制至最终的靶目标血压。到急诊室就诊的高血压亚急症患者在血压初步控制后，应给予调整口服药物治疗的建议，并建议患者定期去高血压门诊调整治疗。许多患者因为不明确这一点而在急诊就诊后仍维持原来未达标的治疗方案，造成高血压亚急症的反复发生，最终导致严重的后果。具有高危因素的高血压亚急症（如伴有心血管疾病）的患者可以住院治疗。

注意避免对某些无并发症但血压较高的患者进行过度治疗。在这些患者中静脉或大剂量口服负荷量降压药可产生副作用或低血压，并可能造成相应损害。应该避免这种情况。

第十六节　周围血管损伤

1. 发病原因

直接损伤，又可分为：锐性损伤，如刀伤、刺伤、枪弹伤及血管腔内操作等；钝性损伤，如挤压伤、挫伤、外来压迫（止血带、绷带、石膏等固定的压迫）。

间接损伤，包括创伤造成的动脉持续痉挛；过度伸展动作引起的血管撕裂伤；快速活动中突然减速造成的血管震荡伤。

2. 诊断要点

在主干动、静脉行程中部位的穿通伤、骨折以及关节脱位等创伤时，均应疑及血管损伤的可能性。如果创伤部位有伤口出血、肢体肿胀、远端动脉搏动消失等征象，更应考虑同时存在动脉或静脉损伤。

3. 抢救措施

（1）急救止血：创口垫以纱布后加压包扎止血；创伤近端用止血带或空气止血带压迫止血，必须记录时间；损伤血管暴露于创口时可用血管钳或无损伤血管钳钳夹止血。

（2）手术处理：手术基本原则为：止血清创，处理损伤血管。

止血清创：用无损伤血管钳钳夹，或经血管断端插入 Fogarty 导管并充盈球囊阻断血流。修剪无活力的血管壁，清除血管腔内的血栓、组织碎片及异物。

处理损伤血管：主干动、静脉损伤在病情和技术条件允许时，应积极争取修复。对于非主干动、静脉损伤，或病人处于不可能耐受血管重建术等情况下，可结扎损伤的血管。肢体的浅表静脉，膝或肘远侧动、静脉中某一支，颈外动、静脉和颈内静脉，髂内动、静脉等，结扎后不致造成不良后果。

（3）损伤血管重建的方法如下。

①侧壁缝合术：适用于创缘整齐的血管裂伤。

②补片成形术：直接缝合可能造成管腔狭窄的，应取自体静脉或人工血管补片植入裂口扩大管腔。

③端一端吻合术：适用于经清创后血管缺损在 2cm 以内者。

④血管移植术：清创处理后血管缺损较长的，可植入自体静脉或人工血管。但在严重污染的创伤应尽可能取用自体静脉。合并骨折时，如肢体处于严重缺血，宜先修复损伤血管；如果骨折极不稳定且无明显缺血症状时，则可先作骨骼的整复固定。

4. 术后观察及处理

术后应严密观察血供情况，利用超声多普勒定期检测，如发现吻合口狭窄或远端血管阻塞，需立即予以纠正。如出现肢体剧痛、明显肿胀以及感觉和运动障碍，且有无法解释的发热和心率加快，提示肌间隔高压，应及时作深筋膜切开减压。术后常规应用抗生素预防感染，每隔 24～48h 观察创面，一旦发现感染，应早期引流，清除坏死组织。

第十七节　主动脉夹层瘤破裂

1. 发病原因

正常动脉壁中层富有弹力纤维，随每次心搏进行舒缩而传送血液。中层受损，弹力纤维断裂，代之以纤维疤痕组织，动脉壁即失去弹性，不能耐受血流冲击，动脉在病变段逐渐膨大，形成动脉瘤。动脉内压力升高有助于形成动脉瘤。

动脉粥样硬化为最常见的原因。粥样斑块侵蚀主动脉壁，破坏中层成分，弹力纤维发生退行性变。管壁因粥样硬化而增厚，使滋养血管受压，发生营养障碍，或滋养血管破裂而在中层积血。多见于老年男性，男女之比约为 10∶1。

部位主要在腹主动脉，尤其在肾动脉起源至髂部分叉之间。

感染以梅毒为显著，常侵蚀胸主动脉。败血症、心内膜炎时的菌血症使病菌经血流到达主动脉，主动脉邻近的脓肿直接蔓延，或在粥样硬化性溃疡的基础上继发感染，都可形成细菌性动脉瘤。致病菌以链球菌、葡萄球菌和沙门菌属为主，较少见。

囊性中层坏死为一种比较少见的病因未明的病变。主动脉中层弹力纤维断裂，代之以酸性黏多糖。主要见于升主动脉瘤，男性较多见。遗传性疾病如马方综合征、特纳（Turner）综合征、埃 – 当（Ehlers – Danlos）综合征等均可有囊性中层坏死，易致夹层动脉瘤。

外伤贯通伤直接作用于受损处主动脉引起动脉瘤，可发生于任何部位。间接损伤时暴力常作用于不易移动的部位，如左锁骨下动脉起源处的远端或升主动脉根部，而不是易移动的部位，受力较多处易形成动脉瘤。

先天性以主动脉窦瘤为主。

其他包括巨细胞性主动脉炎，白塞病，多发生大动脉炎等。

2. 病程发展

破裂：动脉瘤薄弱的瘤壁受血流不断冲击而逐渐膨大，最后穿破而引起出血。

附壁血栓形成：瘤体膨大处血流缓慢，形成涡流，如瘤壁内面粗糙，易有血栓形成，血栓脱落可致栓塞。

继发感染：继发感染使瘤壁更为薄弱，轻易破裂。有时动脉瘤反复向四周小量出血，在瘤的四周积累多量纤维组织，形成包囊，如此则可能起保护作用以不致破溃。

3. 诊断要点

主动脉瘤的症状是由瘤体压迫、牵拉、侵蚀四周组织所引起，视主动脉瘤的大小和部位而定。

胸主动脉瘤压迫上腔静脉时面部、颈部和肩部静脉怒张，并可有水肿；压迫气管和支气管引起咳嗽和气急；压迫食管引起吞咽困难；压迫喉返神经引起声嘶。胸主动脉瘤位于升主动脉可能使主动脉瓣环变形，瓣叶分离而致主动脉瓣关闭不全，出现相应的杂音，多数进程缓慢，症状少，若发生急骤

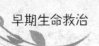

则可致急性肺水肿。胸主动脉瘤常引起疼痛，疼痛忽然加剧预示破裂的可能。

主动脉弓动脉瘤压迫左无名静脉，可使左上肢比右上肢静脉压高。

升主动脉瘤可侵蚀胸骨及肋软骨而凸出于前胸，呈搏动性肿块。

降主动脉瘤可侵蚀胸椎横突和肋骨，甚至在背部外凸于体表；各处骨质受侵均产生疼痛。

胸主动脉瘤破裂入支气管、气管、胸腔或心包可以致死。

腹主动脉瘤常见，可以无症状，由于病因以动脉粥样硬化为主，故常有肾、脑、冠状动脉粥样硬化的症状。最初引起重视的是腹部有搏动性肿块。比较常见的症状为腹痛，多位于脐周或中上腹部，也可涉及背部，疼痛的发生与发展说明动脉瘤增大或小量出血。疼痛剧烈持续，并向背部、骨盆、会阴及下肢扩展或在肿块上出现明显压痛，均为破裂的征象。腹主动脉瘤常破裂入左腹膜后间隙，其次入腹腔，偶可破入十二指肠或腔静脉，破裂后常发生休克。除非过分肥胖，搏动性肿块一般不难扪到，通常在脐至耻骨间，有时在肿块处可听到收缩期杂音，少数还伴震颤。进行主动脉瘤的扪诊，尤其压痛时，必须小心，以防止促使破裂。腹主动脉瘤压迫髂静脉可引起下肢浮肿，压迫精索静脉可见局部静脉曲张，压迫一侧输尿管可致肾盂积水、肾盂肾炎以及肾功能减退。

4. 辅助检查

X线检查，病变的大小、位置和形态；X线计算机断层扫描（CT）；超声检查，明确诊断；MRI检查，判断瘤体大小及其与肾动脉和髂动脉的关系；主动脉造影，对定位诊断。

5. 抢救措施

（1）内科治疗：降压治疗的关键给予药物降低血压，降低周围血管阻力和减少左心室收缩力，使主动脉壁剥离范围不再扩大。

绝对卧床休息、止痛、镇静。

严密监测心电图、血压、中心静脉压、肺微嵌压、肺动脉压和尿量。调整药物剂量使血压维持在（100～120mmHg），尿量每小时至少30ml。

（2）其他：大多数经内科治疗病情稳定，可继续内科治疗，但如呈现下列情况即应施行外科手术治疗。

主动脉壁剥离、病变持续扩大的主要表现有：主动脉壁血肿明显增大，主动脉头臂分支或主动脉瓣呈现杂音和搏动减弱，提示剥离病变累及升主动脉。呈现昏迷、卒中、肢体作痛发冷、尿量减少或无尿提示主动脉主要分支受压或梗阻。

主动脉壁血肿有即将破裂的危险其主要征象为主动脉造影显示袋状夹层动脉瘤或夹层动脉瘤在数小时内明显增大，胸膜腔或心包膜腔呈现积血；内科治疗未能控制疼痛。

经积极内科药物治疗4h，血压未能降低，疼痛未见减轻应手术治疗，包括动脉瘤切除与人造或同种血管移植术，对于动脉瘤不能切除者则可作动脉瘤包裹术。目前腹主动脉瘤的手术死亡率低于5%，但年龄过大，有心、脑、肾或其他内脏损害者，手术死亡率可超过25%；胸主动脉瘤的手术死亡率在30%，以主动脉弓动脉瘤的手术危险性最大。动脉瘤破裂而不作手术者极少幸存，故已破裂或濒临破裂者均应立即作手术。

凡有细菌性动脉瘤者，还需给以长期抗生素治疗。对大小为6cm或以上的主动脉瘤均应作择期手术治疗；对4~6cm的主动脉瘤可以密切观察，有增大或濒临破裂征象者应立即手术。

第十八节　下肢深静脉血栓形成

1. 发病原因

静脉血栓形成的三大因素，即静脉血流滞缓、静脉壁损伤和血液高凝状态。在上述三种因素中，任何一个单一因素往往都不足以致病，必须是各种因素的组合，尤其是血流缓慢和高凝状态，才可能引起血栓形成。

2. 诊断要点

临床常见的有两类：小腿肌肉静脉丛血栓形成和髂股静脉血栓形成。前者位于末梢，称为周围型；后者位于中心，称为中央型。无论周围或中央型，均可通过顺行繁衍或逆行扩展，而累及整个肢体者，称为混合型，临床最为常见。

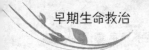

小腿肌肉静脉丛血栓形成（周围型），为手术后深静脉血栓形成的好发部位。因病变范围较小，所激发的炎症反应程度较轻，临床症状并不明显，易被忽略。通常感觉小腿部疼痛或胀感，腓肠肌有压痛，足踝部轻度肿胀。若在膝关节伸直位，将足急剧背屈，使腓肠肌与比目鱼肌伸长，可以激发血栓所引起炎症性疼痛，而出现腓肠肌部疼痛，称为 Homans 征阳性。因不影响血液回流，浅静脉压一般并不升高。血栓若继续向近侧繁衍，临床表现则日益明显，小腿肿胀，浅静脉扩张，腘窝部沿腘静脉压痛。

髂股静脉血栓形成（中央型），左侧多见，可能与右髂总动脉跨越左髂总静脉，对左髂总静脉有一定压迫有关。起病骤急；局部疼痛，压痛；腹股沟韧带以下患肢肿胀明显；浅静脉扩张，尤腹股沟部和下腹壁明显；在股三间区，可扪及股静脉充满血栓所形成的条索状物；伴有发烧，但一般不超过38.5℃。顺行扩展，可侵犯下腔静脉。如血栓脱落，可形成肺栓塞，出现咳嗽、胸痛、呼吸困难，严重时发生发绀、休克，甚至猝死。

无论髂股静脉血栓形成逆行扩散，或小腿肌内静脉丛血栓形成顺行扩展，只要累及整个下肢深静脉系统，均称为混合型。临床表现为两者表现相加。但后者发病隐匿，症状开始时轻微，直到髂股静脉受累，才出现典型表现。凡发病急骤，无论髂股静脉血栓逆行扩展或小腿肌内静脉丛血栓顺行繁衍，只要血栓滋长，使患肢整个静脉系统几乎全部处于阻塞状态，同时引起动脉强烈痉挛者，特称为股青肿。疼痛剧烈，整肢广泛性明显肿胀，皮肤紧张、发亮、呈发绀色，有的可发生水疱，皮温明显降低，足背、胫后动脉搏动消失。全身反应明显，体温常达39℃以上，可出现休克及肢体静脉性坏疽。

3. 辅助检查

小腿肌肉静脉丛血栓形成，症状隐晦，且不典型，常难以确诊。髂股静脉血栓形成、混合型及股青肿，具有较为典型的临床表现，一般诊断多无困难。但是为了确定诊断，明确病变范围，可选用下列辅助检查：放射性同位素检查；超声波检查；电阻抗体容积描记检查；静脉测压；静脉造影。

4. 抢救措施

卧床休息和抬高患肢；溶栓疗法，常用药物有尿激酶、链激酶和纤维蛋白溶酶；抗凝疗法，常作为溶栓疗法用于手术取栓术的后续治疗，常用的抗凝药物有肝素和香豆素类衍生物；祛聚疗法，临床常用的有低分子右旋糖酐、阿司匹林和潘生丁等。

5. 手术疗法

静脉血栓取除术；下腔静脉结扎或滤网成形术。

第十九节　高原心绞痛

1. 诊断要点

诊断应根据心绞痛发作的性质、特点、发作时体征和发作时心电图改变以及冠心病危险因素等，结合临床综合判断，以提高诊断的准确性。

心绞痛发作时心电图 ST 段抬高和压低的动态变化最具有诊断价值，应及时记录发作时和缓解后的心电图，动态 ST 段水平型和下斜型压低≥1mm 或 ST 段抬高（肢导≥1mm，胸导≥2mm）有诊断意义。如发作时倒置的 T 波呈伪性改善（假正常化），发作后 T 波恢复原倒置状态；或以前心电图正常者近期内出现心前区多导联 T 波倒置，在排除 NQMI 后结合临床也应考虑 UA 的诊断。当发作时 ST 段压低≥0.5mm 但 <1mm 时，仍需高度怀疑患本病。

心绞痛急性发作期避免做任何形式的心脏负荷试验，应在病情稳定后进行。

2. 治疗原则

（1）治疗目标：缓解心绞痛、预防心肌梗死，防止死亡，改善预后；治疗促发因素，治疗冠心病危险因素；预防反复住院，采取经济有效地治疗方案。

（2）常规治疗

1）硝酸甘油：主要目的是通过扩张静脉，减轻心脏前负荷，减轻或控制心绞痛发作，但不降低病死率。心绞痛缓解 24h 后，可改为硝酸酯类药物口服制剂。常用的有硝酸异山梨酯和 5 - 单硝酸异山梨酯。前者每日 3~4 次服用，对劳力型心绞痛应集中在白天服药。5 - 单硝酸异山梨酯（2 次/日）给药。如白天和夜间均有发作，可用硝酸异山梨酯每 6h 给药 1 次，可以从 10mg

开始，视病情逐渐增加剂量至40mg/次。

2）β受体阻滞剂：通过减慢心率，降低血压和减弱心肌收缩力而降低心肌耗氧量，缓解心绞痛症状，对改善近、远期预后均有益。注意事项：病态窦房结综合征、房室传导阻滞（AVB）、哮喘和严重左心功能不全及低血压（SBP < 90mmHg）禁用。慢性左室功能不全的患者，在应用ACE抑制剂、利尿剂和强心剂满意控制心衰的基础上可小剂量开始，逐渐加量，长期服用。单纯变异型心绞痛不主张使用。

3）钙拮抗剂：通过扩张外周血管和冠状动脉缓解心绞痛，也能改善心室舒张和顺应性，但有负性肌力作用，非二氢吡啶类有减慢心率和减慢房室传导作用。常用药物有硝苯地平、地尔硫䓬、维拉帕米等。注意事项：由于维拉帕米或地尔硫䓬与β受体阻滞剂合用可发生严重心动过缓和AVB，如需要钙拮抗剂与β受体阻滞剂合用，应选择二氢吡啶类（如硝苯地平、氨氯地平、尼卡地平等）。患者有肺水肿或左室功能不全时不选用钙拮抗剂。

（3）抗血小板药

1）阿司匹林：抗血小板治疗的首选药，通过抑制环氧化酶影响TXA_2的合成，从而使TXA_2诱导的血小板聚集被抑制。

2）噻氯匹定及氯吡格雷：二者均为前体药，作用机制为选择性抑制二磷酸腺苷（ADP）诱导的血小板聚集，还能抑制ADP诱导的纤维蛋白原上与血小板GPⅡb/Ⅲa受体结合位点的暴露，故抑制血小板的作用比阿司匹林强。

3）血小板GPⅡb/Ⅲa受体拮抗剂：目前已用于临床试验的静脉GPⅡb/Ⅲa受体拮抗剂有非特异性竞争性抑制剂，为一种单克隆抗体和特异性竞争性抑制剂。有肽类抑制剂，其半衰期短，能快速抑制血小板和非肽类抑制剂及合成的非肽类抑制剂，具有高度选择性。

3. 抗凝血酶治疗

心绞痛时凝血系统激活，特别是凝血酶活性增强，影响早期预后，因此，肝素已成为不稳定型心绞痛（UA）和非Q波急性心梗（AMI）的常规治疗。

普通肝素分子量12000 ~ 15000，主要作用是抗凝血酶Ⅲ，抑制凝血因子Ⅱa、Ⅹa、Ⅸa，特别是抑制凝血酶的生成。

低分子肝素分子量4000 ~ 65000，与普通肝素比较，优点为皮下注射后生物利用度几乎是 100%，普通肝素仅为 30%。低分子肝素的血浆半衰期长，是普通肝素的 2~4 倍。抗凝作用主要是由于抑制凝血因子 Xa，还具有出血并发症少和使用方便的优点。

4. 血管重建

血管重建可明显改善症状，还可改善预后，特别是左主干病变或左室功能不全伴三支病变者。直接经皮腔内冠状动脉成形术（PTCA）和搭桥手术（CABG）均能有效减轻心绞痛症状。PTCA 适合单支和二支病变，因为 PTCA 侵入性小，住院时间短，康复快。对三支病变，手术能达到血管重建的目的，改善症状更好。

5. 出院后的治疗方案

出院后仍需定期随诊，中、高危险组病人 1 个月随诊 1 次，低危险组病人 1~2 个月 1 次。如果病情无变化，随访半年即可。UA 出院后仍需用阿司匹林、β 受体阻滞剂和一些扩冠脉药物，对于已做介入治疗者，术后可减少血管扩张剂或 β 受体阻滞剂的用量。

第二十节　高原子痫

1. 诊断要点

病史，详细询问患者于孕前及妊娠 20 周前有无高血压、蛋白尿及抽搐征象；既往血压、慢性肾炎及糖尿病等；有无家族史。

主要临床表现，高血压持续血压升高，蛋白尿（24h 尿液中蛋白量 ≥ 300mg），水肿明显；子痫前期症状为头痛（前额部胀痛），有时伴有恶心、呕吐，头痛药物不能缓解；胸闷、眼花、视力模糊、复视等。头痛系脑部小动脉痉挛，引起脑缺氧或由脑水肿、颅压升高所致。痛的性质可以是钻痛或跳痛，大多在前额部。子痫前期分轻度和重度。

在子痫前期的基础上出现抽搐与昏迷，即为子痫阶段。

其他严重并发症包括急性肾衰、急性心衰、急性脑病、失明等。

高原地区妊娠期高血压疾病主要临床表现与平原类似。但在妊娠后期母

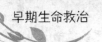

体对氧需要量增加，在高原可加重病情，更易致子痫发生。移居高原的妇女发病较本地妇女多，临床观察还发现：藏族妇女妊娠期高血压疾病组新生儿体重明显高于汉族妊娠期高血压疾病组，新生儿 Apgar 评分两组间无明显差异。妊娠期高血压疾病对移居高原的汉族患者胎儿宫内发育影响较大，主要是高原气候不适应之故。

在高原地区，妊娠期高血压疾病的发生率高，是高原地区孕产妇死亡率的第二位。以脑血管意外为死因的为 77.8%，因此要减少妊娠期高血压疾病的死亡，首先要预防脑血管病。此外，心力衰竭是妊娠期高血压疾病严重的并发症，也是引起孕产妇死亡的主要原因之一。多起病急，病情重，因此必须早预防、早诊断、早治疗，及时改善心功能，降低血管阻力，有效控制心衰。另有报道，高原地区妊娠期高血压疾病合并肺水肿发病率、死亡率明显高于平原。对妊娠期高血压疾病合并双胎、贫血及其他并发症的孕妇应特别重视，因其更易发生肺水肿，而且症状重，病情急，治疗效果欠佳。

2. 治疗原则

（1）专人护理，置病人于安静避光达单人房间内，防止抽搐摔伤；去除义齿，使用压舌板，以防咬破舌头及口唇；头低侧卧位，防误吸。

（2）禁食，吸氧，留置导尿管。

（3）记录出入量，密切监测血压、脉搏、呼吸。

（4）控制抽搐：因高原地区特殊环境，患者尤应注意吸氧。对孕中期的孕妇定期吸氧及监测，减少妊娠期高血压疾病及其并发症的发生，可有效降低妊娠期高血压疾病孕产妇的死亡率。

第二十一节　高原产后出血

1. 诊断要点

根据病史、临床表现及相应实验室检查。

2. 早期产后出血的原因

常见的引起早期产后出血的原因有子宫收缩乏力、胎盘因素、软产道裂伤及凝血功能障碍，其中以产后宫缩乏力最为常见，占产后出血总数的50%以上。

胎盘因素是产后出血的另一个重要原因，包括任何影响胎盘剥离及其附着部位血窦闭合的因素。

软产道损伤可累及子宫、宫颈、阴道及外阴。

凝血功能障碍虽少见，但后果严重。

3. 晚期产后出血的原因

胎盘、胎膜或蜕膜残留；子宫复旧不全；剖宫产子宫伤口裂开主要见于子宫下段横切口的感染、愈合不良而裂开。

4. 临床表现

各种原因引起的产后出血（宫缩乏力、软产道裂伤、胎盘原因、凝血功能障碍、晚期产后出血），虽然其临床表现各有特点，但共有的主要表现仍为阴道流血过多、继发失血性休克、贫血及继发感染。

高原孕产妇对失血耐受性较平原地区孕产妇明显增强，产后出血时血液由黏稠变稀薄，血细胞比容降低。

5. 治疗原则

迅速止血，补充血容量，防治休克，防治感染；必要时手术治疗。

第二十二节　高原创伤失血性休克

1. 概述

严重创伤特别是在伴有一定量出血时常引起休克，称为创伤性休克。创伤性休克多见于一些遭受严重损伤的病人，如骨折、挤压伤、大手术等。血浆或全血丧失至体外，加上损伤部位的出血、水肿和渗出到组织间隙的液体不能参与循环，可使循环血量大减。以至于受伤组织逐渐坏死或分解，产生具有血管抑制作用的蛋白分解产物，如组胺、蛋白酶等，引起微血管扩张和管壁通透性增加，也使有效循环血量进一步减少，组织更加缺血。高原地区由于低氧、低气压和低温的影响，如发生失血性休克时，缺氧和失血的复合作用使休克的全身反应更为严重，病情进展快，救治极为困难，存活时间短，死亡率高。只有充分认识高原创伤失血性休克的特点、发病机制，采取针对性强的救治和护理措施，才能取得较好的救治效果。

2. 病因病理

创伤可以引发一系列的病理生理改变。其基本变化是存在体液分布不均。周围血管可以扩张，心排出功能可以正常，甚至会有代偿性增高，而组织灌注压是不足的。创伤性休克可以伴有因失血和失液造成的低容量性休克。其中包括化学介质、损伤因子、氧自由基、毒性物质的作用以及神经内分泌的变化，使微血管的通透性增强，造成渗出，是为血管损伤渗出引起的低容量性休克，故应该属于血管源性休克。虽然是低容量性休克，但却与失血引起的低容量性休克有所不同。创伤性休克伴有大量的体液丢失，并在血管外间隙有大量的体液被隔离开，更多地激活炎性介质，并且会发展成为急性炎症反应综合征（SIRS）。

微循环障碍（缺血、淤血、弥散性血管内凝血）致微循环动脉血灌流不足，重要的生命器官因缺氧而发生功能和代谢障碍，是各型休克的共同规律。休克时微循环的变化，大致可分为二期，即微循环缺血期、微循环淤血期和微循环凝血期。

从微循环的淤血期发展为微循环凝血期是休克恶化的表现。其特点是：在微循环淤血的基础上，于微循环内（特别是毛细血管静脉端、微静脉、小静脉）有纤维蛋白性血栓形成，并常有局灶性或弥漫性出血；组织细胞因严重缺氧而发生变性坏死。

3. 休克引起弥散性血管内凝血的机制

应激反应使血液凝固性升高：致休克的动因（如创伤、烧伤、出血等）和休克本身都是一种强烈的刺激，可引起应激反应，交感神经兴奋和垂体－肾上腺皮质活动加强，使血液内血小板和凝血因子增加，血小板黏附和聚集能力加强，为凝血提供必要的物质基础。

凝血因子的释放和激活：有的致休克动因（如创伤、烧伤等）本身就能使凝血因子释放和激活。例如，受损伤的组织可释放出大量的组织凝血活素，起动外源性凝血过程；大面积烧伤使大量红细胞破坏，红细胞膜内的磷脂和红细胞破坏释出的 ADP，促进凝血过程。

高原地区严重创伤往往造成微循环障碍：组织缺氧，局部组胺、激肽、乳酸等增多。这些物质一方面引起毛细血管扩张淤血，通透性升高，血流缓慢，血液浓缩红细胞黏滞性增加，有利于血栓形成；另一方面损害毛细血管内皮细胞，暴露胶原，激活凝血因子ⅩⅡ和使血小板黏附与聚集。

缺氧：缺氧使单核吞噬细胞系统功能降低，不能及时清除凝血酶原、凝血酶和纤维蛋白。结果在上述因素作用下，而发生弥散性血管内凝血。

应当指出，在不同类型的休克，弥散性血管内凝血形成的早晚可不相同。例如，在烧伤性和创伤性休克时，由于有大量的组织破坏，感染中毒性休克时，由于内毒素对血管内皮的直接损伤，都可较早地发生弥散性血管内凝血，而在失血性休克等，则弥散性血管内凝血内发生较晚。

4. 高原创伤失血性休克的特点

易发生休克：高原地区氧分压低，人体器官的储备功能下降，对创伤和失血的耐受能力降低。高原创伤出血 300～500ml，就可发生休克，且休克发展快，病情重。

易发生肺水肿和脑水肿：高原失血性休克由于病人病理生理的改变和创伤失血的双重作用，肺动脉高压、氧自由基和介质增加，损伤肺毛细血管，使肺、脑毛细血管渗透性增高、血浆蛋白减少、胶体渗透压下降等原因致使在补液过程中，血容量尚未补足，组织细胞间隙尚缺水，休克还远未纠正，就已出现肺水肿和脑水肿。

易发生右心衰竭：高原创伤失血性休克在静脉快速补液过程中易发生心功能衰竭，创伤前已有高原心脏病和心肌病者更易发生。

病情发展快、病死率高：高原创伤失血易引起多器官衰竭（MOF），单项发型 MOF 发生较早，可在伤后 24h 内发生，此时不易与休克复苏失败所致器官功能衰竭相鉴别。高原创伤失血性休克具有失血相对少、程度重、恶化快、复苏难、死亡率高等特点。

5. 治疗措施

现场和运送途中的紧急救治：高原创伤失血性休克病人伤情重，应激能力较差。因此，应及时包扎、止血、固定、保暖，及早做出初步诊断，在现场和运送途中解除呼吸道梗阻，立即给氧，建立输液通道，补充血容量，纠正休克的发展，尽早稳定生命体征。

清创与手术时机的选择：休克纠正，伤情如需手术处理应越早越好，一般在伤后6h内进行。若有内出血，休克治疗难以奏效，则抗休克、麻醉、手术同时进行，争取及早解除内脏损伤出血，提高抢救率。由于高原缺氧、感染轻、空气洁净度相对较高，高原地区创伤后伤口感染率相对较低，伤口病菌早期生长较慢。因此，清创时限与平原比，可以延迟到48h。

给氧的原则与护理：所有高原创伤失血性休克的伤员都存在严重缺氧，必须把纠正缺氧放在重要位置。高原创伤失血性休克宜早期采取大流量给氧（6~8L/h以上），面罩吸氧较鼻导管、鼻塞给氧吸入氧浓度更高，效果较好，必要时气管插管或气管切开，呼吸机支持（PEEP），以维持正常的氧分压及血氧饱和度。持续给氧，根据血气监测调整参数，直至休克纠正。另外氧合液、氧合血既能补充血容量，解除血流动力学障碍，又可以快速缓解组织缺氧，效果更好。

补液的原则与护理：高原创伤失血性休克伤员对液体的承受量较小，过快过多补液易发生肺水肿、脑水肿和右心衰竭。救治中应注意：①正确评估机体对补液的承受能力，平原地区液体用量可达出血量的4倍，而高原24h补充电解质或平衡盐液量约相当于估计出血量的1.5~2倍。以7.5%的氯化钠溶液为首选，用量小，血压恢复快，不易发生肺水肿、脑水肿。②注意输液、速度和量。把输液过程分成3个阶段，开始的第1阶段，可按平原的快速补液输液；第2阶段要仔细观察，必要时CT检查。如监测结果认为无液体负荷过重，可继续快速补液，同时应采取防治肺水肿、脑水肿的措施；第3阶段血压接近正常，生命体征稳定，尿量正常，宜放慢输液速度，并继续采用防治肺水肿、脑水肿的措施。由于个体差异大，输液量也应个体化。

输血的控制：高原环境引起机体红细胞增加，血浆量相对减少，血液黏稠度增大；红细胞压积是判断是否需要输血的重要指标，高原最适宜的红细胞压积是20%~52%，此时血液黏滞度和血氧饱和度均在最佳状况。大量失血患者的输血总量可以按失血量减去1000ml计算，尽可能应用自体血回输、成分输血。减少输血量可以使血液稀释、黏稠度降低、静脉回流增加、外围阻力降低，改善微循环。若红细胞压积低于30%，应及时输血以利纠正休克。另外，高原缺氧和伤后的相对贫血可以刺激骨髓造血功能旺盛，只要治疗康复措施得当，贫血多能自行纠正。

积极救治：对肺水肿、脑水肿和右心衰竭应采取积极有效的救治措施。

严密监测：观察意识、瞳孔变化及对光反射，眼结膜有无水肿，双肺湿啰音变化，记录每小时尿量，中心静脉压（CVP）；必要时拍胸片、血气分析、心电图及头颅CT等。

血管活性药物的使用：高原创伤失血性休克伤员对血管活性药的敏感性较强，宜使用β-受体激动剂，常用多巴胺20~40mg静脉输注。若使用α-受体激动剂，因能升高肺动脉压，与酚妥拉明合用为好，山莨菪碱能缓解过高的肺动脉压，且能稳定细胞膜，防止细胞坏死，可间歇静脉注射。

提高血浆胶体渗透压：输入血浆、人体白蛋白、羟乙基淀粉或右旋糖酐，能提高血浆胶体渗透压，减少组织渗出和水肿。

减少肺毛细血管渗出：静脉输入大量维生素C和5%甘露醇250~500ml，维生素C和甘露醇能对抗氧自由基等对肺毛细血管的损伤，同时能改善心血管功能。

降低右心前后负荷：补液过程中利尿，勿使液体负荷过重，降低前负荷；静脉缓慢输入氨茶碱0.25g加入10%葡萄糖液中，能降低肺动脉压，减少后负荷，预防右心功能衰竭。

增强心肌收缩力、提高心输出量：使用毛花苷C 0.4mg加入25%葡萄糖20ml，缓慢静脉注射，具有强心作用；1，6-二磷酸果糖、能量合剂、极化液均可使用，以提供心肌细胞足够能量。

谨慎使用碱性药物：由于轻度酸性环境能使血红蛋白氧解离曲线右移，血红蛋白与氧亲和力下降，有利于组织细胞摄取氧气。在高原对于轻度休克病人碱性药物不应作常规用药，中、重度休克可根据血气分析结果适当给予碱性药物，避免发生碱中毒，加重组织细胞缺氧。

抗生素的使用：由于高海拔、低气压、低氧、低温和紫外线强的高原环境特点，使创伤外源性感染较平原地区轻。但由于低气压、低氧分压、厌氧菌更易生长，气性坏疽时有发生，但破伤风很少见。值得注意的是由于高原地理环境复杂，交通不便，运送伤员困难，初期清创处理不及时，抗生素使用缺乏继承性等，使高原创伤的感染率仍然较高。另外，当休克机体免疫力下降时，肠道菌群造成的内源性感染也应引起足够的重视。

其他措施：早期大剂量短期使用糖皮质激素，既可增强机体应激能力，也具有预防肺水肿、脑水肿的作用。慎用止血药物，避免诱发 DIC。由于高原缺氧、血液高凝，加之创伤失血休克者其血管内皮细胞受损，抗纤溶功能亢进，同时释放的促凝物质多于抗凝物质，使血液易形成血栓。

第六章
内分泌系统危象识别

第一节　垂体危象

1. 概念

垂体危象是垂体功能减退症未经系统、正规激素补充治疗出现的多种代谢紊乱和器官功能失调，是危及生命的危急重症之一。

2. 诊断要点

垂体功能减退症患者，遇感染、外伤、手术等应激状态，出现严重的代谢紊乱（低血钠、低血糖）、精神症状（精神失常、意识模糊、谵妄）、昏迷。

3. 处理措施

多由低血糖和（或）低钠血症引起，强调迅速纠正低血糖、水电解质紊乱，迅速补充相关缺乏的激素，同时积极控制诱发因素，处理并发症。

第二节　甲状腺危象

1. 概念

甲状腺危象简称甲亢危象或称甲状腺风暴，是甲亢病情的急性极度加重，常危及患者生命。

2. 诊断要点

Graves 病、甲状腺毒性腺瘤或多结节性甲状腺肿患者，突然出现高热（>39℃）、大汗淋漓、心动过速（>160 次/分）、频繁呕吐及腹泻、焦虑、震颤、谵语、昏迷。

3. 处理措施

快速抑制甲状腺素的合成和分泌（予以抗甲状腺药、碘剂）；迅速降低循环血中甲状腺素水平（血浆置换、透析）；降低周围组织对甲状腺素的反应（β_2 肾上腺素能阻断剂、利血平或胍乙啶），保护重要脏器，防治功能衰竭（予以退热剂、糖皮质激素或人工冬眠）。

第三节　甲状腺功能减退

1. 概念

甲状腺功能减退简称甲减危象，又称黏液性水肿性昏迷，是甲状腺功能低下失代偿的一种严重的临床状态，威胁患者生命。

2. 诊断要点

甲减患者，突然出现精神异常（定向力障碍、精神错乱、意识模糊、嗜睡昏迷）、绝对低体温（$<30\sim35℃$），甲状腺激素水平明显减低。

3. 处理措施

迅速补充甲状腺激素、糖皮质激素，保暖、抗感染。

第四节　甲状腺功能亢进

1. 诊断

主诉：在甲亢的基础上出现高热、心悸、谵语；急性热病容，$T>39℃$，心率$>140/分$，谵妄甚至昏迷。

2. 处理

（1）绝对卧床休息。

（2）入住重症监护病房。

（3）持续心电监护。

（4）吸氧。

3. 辅助检查

血常规；血 T_3、T_4、FT_3、FT_4、$s-TSH$；甲状腺吸碘率；胸部 X 线检查。

4. 治疗

（1）退热。

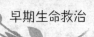
（2）补液。

（3）强心药、利尿药。

（4）抗甲状腺药物。

（5）抗甲状腺激素外周作用药物。

（6）肾上腺皮质激素。

（7）诱因治疗。

5. 健康教育

安慰病人或家属，帮助其消除焦虑、恐惧心理；解释病情及治疗方案；指导病人多饮水，体温骤降时，因出汗多，应注意卧床休息、防止虚脱的发生；指导病人自觉控制情绪，避免情绪激动；指导病人注意不要挤压甲状腺体。

第五节　甲状旁腺危象

1. 概念

甲状旁腺危象包括甲状旁腺亢进（下简称甲旁亢）所致的高血钙危象和甲旁减所致的低血钙危象。

2. 高血钙危象诊断要点

甲旁亢患者出现高热、厌食、呕吐、剧烈腹痛、进行性失水、多饮多尿、进行性肾功能损害、心律失常、定向力障碍、精神错乱、昏迷血清钙 > 3.75mmol/L、碱性磷酸酶及甲状旁腺素增高。

3. 高血钙危象抢救措施

力争在 24 ~ 48h 内将血钙降至 0.7 ~ 2.2mmol/L。具体措施为促进钙的排泄（予以呋塞米、依地酸二钠或透析）、抑制骨钙吸收（予以光辉霉素、降钙素、糖皮质激素）、纠正水、电解质及酸碱平衡紊乱（补充生理盐水及钾、镁、磷）。

4. 低血钙危象诊断要点

主要为神经肌肉兴奋性增高；特征性的表现是发作性阵发性手足搐搦，

严重者全身痉挛、喉头和支气管痉挛、惊厥，癫样抽搐见于部分患者 Chvostek 征和 Trousscau 征阳性；血清钙 <1.25mmol/L。

5. 低血钙危象抢救措施

立即注射钙剂和维生素 D；若抽搐不止，可加用镇静止痉剂，如苯妥英钠、苯巴比妥钠、地西泮，并测血镁、血磷，低则补给。

第六节　肾上腺危象

1. 概念

肾上腺危象是指由各种原因引起的肾上腺皮质突然分泌不足或缺乏所表现的临床症状群。

2. 诊断要点

肾上腺皮质严重破坏或慢性肾上腺皮质功能减低者，突发极度乏力、高热（>40℃）、严重脱水、少尿无尿、心动过速（>160 次/分）、心律失常、虚脱休克、呕吐腹泻、严重腹痛、烦躁不安、意识障碍。

实验室检查：三低（低血糖、低血钠、低皮质醇）、两高（高血钾、高尿素氮）和外周血嗜酸粒细胞增高（>0.3×10^9/L）。

3. 处理措施

即刻静脉滴注氢化可的松、纠正水、电解质及酸碱平衡紊乱。

第七节　嗜铬细胞瘤危象

1. 概念

亦称儿茶酚胺危象，是由于嗜铬细胞肿瘤突然释放大量儿茶酚胺入血，或儿茶酚胺分泌突然减少、停止，而引起严重的血压和代谢紊乱。

2. 诊断要点

发作时血压急剧升高（249~300/180~210mmHg），高血压与低血压休克

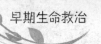

交替代谢紊乱（血糖升高、糖耐量减退、尿糖阳性）；基础代谢率升高40%以上。

实验室检查：24h 尿 VMA、儿茶酚胺，血浆游离儿茶酚胺升高，可乐定试验、酚妥拉明阻滞试验阳性。

影像学检查发现肿瘤。

3. 处理措施

立即静脉滴注酚妥拉明；控制血压；补充血容量；对症处理；择期手术切除肿瘤。

第八节　糖尿病危象

1. 概念

糖尿病未及时诊断或控制不理想，在应激情况下，发生酮症酸中毒、高渗性昏迷和乳酸性酸中毒，即糖尿病危象。

2. 诊断要点

酮症酸中毒为糖尿病患者出现口渴加重、多饮多尿、恶心呕吐、烦躁不安、意识障碍、血糖 $16.7 \sim 33.3$ mmol/L、血酮体升高、尿酮体强阳性、代谢性酸中毒。

高渗性昏迷：严重脱水（皮肤干燥、眼球凹陷、血压下降）、意识障碍、嗜睡昏迷、血糖 ≥ 33.3 mmol/L、血 $Na^+ > 145$ mmol/L、BUN 及 Cr 升高、血浆渗透压 > 320 mmol/L。

乳酸性酸中毒：意识障碍、谵妄昏迷、血 pH 值 < 7.35、血 HCO_3^- 明显降低、血乳酸 > 5 mmol/L。

3. 处理措施

（1）迅速补充胰岛素。主张小剂量胰岛素疗法，即5个"5"原则：正规胰岛素50U 加入500ml 生理盐水中，以每小时50ml 的速度持续滴注，相当于5U/h，使血糖稳定下降，一般下降速度为5mmol/h。

（2）纠正水、电解质及酸碱平衡紊乱。

（3）乳酸性酸中毒：病因治疗、纠酸。

第九节　类癌危象

1. 概念

类癌危象是类癌综合征的严重并发症，一般发生于前肠类癌及尿中 5 – 羟吲哚醋酸(5 – HIAA)明显增高（>50mg/d）的患者。可自发地发生或由体力活动、麻醉或化疗等诱发。

2. 诊断要点

（1）突然出现严重而普遍的皮肤潮红，常持续数小时至数日。

（2）腹泻可明显加重并伴有腹痛。

（3）中枢神经系统症状常见，自轻度头晕、眩晕至嗜睡和深度昏迷。

（4）常有心血管异常表现，如心动过速、心律失常、高血压或严重低血压。

（5）血 5 – 羟色胺（5 – HT）和尿 5 – HIAA 明显增高、激发试验阳性。

（6）影像学和核素显像检查有助于发现肿瘤。

3. 处理措施

发现肿瘤者应积极手术；内科治疗可应用生长抑素及类似物、血清素拮抗剂等。

第十节　高原急性胰腺炎

1. 病因

共同管道梗阻；暴饮暴食；血管因素；感染因素；手术与外伤。其他：如高血钙、甲旁亢，某些药物如皮质激素、雌激素等，以及遗传因素、精神因素等均可诱发本病。

2. 诊断要点

（1）症状：腹痛：最主要的症状；恶心呕吐；腹胀；黄疸；发热多为中度

热在 38~39℃；手足抽搐，手足抽搐为血钙降低所致；血清钙 <1.98mmol/L，则提示病情严重，预后差；休克，低血容量性休克/中毒性休克的发生；急性呼吸衰竭；急性肾功能衰竭；循环功能衰竭；胰性脑病，发生率 5.9%~11.9%，表现为神经精神异常。

（2）体征：腹部压痛及腹肌紧张；腹胀；腹部包块；皮肤瘀斑。

3. 辅助检查

（1）白细胞计数：一般为 10~20×10⁹/L，如感染严重则计数偏高，并出现明显核左移。部分病人尿糖增高，严重者尿中有蛋白、红细胞及管型。

（2）血、尿淀粉酶测定：当测定值大于 256 温氏单位或大于 500 苏氏单位，对急性胰腺炎的诊断才有意义。

（3）血清脂肪酶测定：正常值 23~300u/L，发病后 24h 开始升高。

（4）血清钙测定：正常值不低于 2.12mmol/L（8.5mg/dl）。在发病后两天血钙开始下降，以第 4~5d 后为显著，重型者可降至 1.75mmol/L（7mg/dl）以下，提示病情严重，预后不良。

（5）血清正铁蛋白（MHA）测定：在重型急性胰腺炎患者中为阳性，水肿型为阴性。

（6）X 线检查：胰腺周围有钙化影。还可见膈肌抬高，胸腔积液，偶见盘状肺不张，出现 ARDS 时肺野呈"毛玻璃"状。

（7）B 超：能显示胰腺肿大轮廓以及渗液的多少与分布，假性胰腺囊肿、脓肿也可被显示。CT 及分级：急性胰腺炎 CT 分级评估方法。

Balthazar 分级系统：A 级胰腺正常 -0 分；B 级胰腺局限性渗出肿大 -1 分；C 级胰腺实质异常伴有轻度胰腺周围炎症改变 -2 分；D 级单一液体聚集，通常位于肾前间隙 -3 分；E 级 2 处或 2 处以上区域胰周积液，或胰腺内、胰周炎症内积气 -4 分。

Ranson CT 分级系统：胰腺坏死小于 30% -2 分；胰腺坏死 30%~50% -4 分；胰腺坏死大于 50% -6 分。积分数值越大，则胰腺炎程度越重、并发症越多、死亡率越高、预后越差。

4. 抢救措施

本病的治疗应根据病变的轻重加以选择，原则上轻型可用非手术疗法，以内科处理为主，对重症的胆源性胰腺炎及其继发病变，如胰腺脓肿、假性胰腺囊肿等需积极支持和手术处理，以挽救生命。

（1）非手术治疗

1）解痉止痛：①哌替啶、阿托品肌注。②剧痛不缓解者，可用0.1%奴夫卡因300～500ml，静脉滴注。

2）控制饮食和胃肠减压。

3）应用抗生素：一般常用青霉素、链霉素、庆大霉素、氨苄西林、磺苄西林、先锋霉素等，为控制厌氧菌感染，可同时使用甲硝唑。

4）抑制胰酶分泌：①H_2受体阻断剂；②抑肽酶。

5）休克：型者常早期即出现休克，主要由于大量体液外渗，可使循环量丧失40%，故出现低血容量休克，是早期死亡原因，故依据中心静脉压、血压、尿量、红细胞压积和电解质的监测，补给平衡盐液、血浆、新鲜全血、人体白蛋白、右旋糖酐等血浆增量剂及电解质溶液，以恢复有效循环量和电解质平衡，同时应维持酸碱平衡，在上述情况改善后，在排除心功不全引起的低血压后，可应用升压的血管活性药物，多巴胺为首选；

此外，还应给予广谱抗生素及激素以调动机体应激能力提高效果。同时应保护肾功能，应用利尿剂，必要时行腹膜透析。呼吸衰竭时，应进行动脉血气分析，予以高流量吸氧，必要时应行气管切开和正压呼吸。若有心功能不全应及时给予强心剂。

（2）手术治疗

1）适应证：重型胰腺炎伴严重休克，弥漫性腹膜炎，腹腔内渗液多，肠麻痹，胰周脓肿及消化道大出血者；胆源性胰腺炎明确者，或合并胆源性败血症者；病情严重，非手术治疗无效，高热不退及中毒症状明显者；上腹外伤，进行性腹痛，淀粉酶升高，疑有胰腺损伤者，应立即手术探查；多次反复发作，证实十二指肠乳头狭窄或胰管狭窄及结石者；并发脓肿或假性胰腺囊肿者。

2）手术方法：①胰包膜切开及引流：适用于胰腺肿胀明显者，可减轻胰腺的张力，有助于改善胰腺血运和减轻腹痛。切开后在小网膜囊放置通畅而充分的腹腔引流或双腔管引流，以减少腹内继发性损害，渗出及坏死，防止感染。②病灶清除术：将胰腺坏死组织清除，可防止严重感染及坏死病灶的

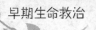

发展，但勿伤及胰管，注意局部止血。以发病7～10日进行为宜。③胰腺切除：包括部分或全胰切除。一般只切除坏死部分，以免胰腺坏死继续发展和感染，减少并发症的发生。在胰腺坏死75%时或十二指肠受到严重破坏这种特定的情况下，可作全胰切除（GDP），有成功的报告，但死亡率高，操作亦有一定困难，且生存中终生需外源胰岛素维持。④持续腹腔灌洗：可消除腹腔内对全身有影响的有毒物质，如渗出的各种酶、坏死组织、蛋白分解产物、细菌、毒素及渗出液等，有利于本病的预后。可经腹壁插入多孔硅塑料管，将含有肝素、抗生素的平衡盐液注入腹腔，每次1000～1500ml，约15～20min后注完，保留20～30min，然后放出灌洗液。依据渗出液的改变，每1～2h重复一次，注意勿伤及肠管及注入量大时加重呼吸困难。⑤胆道手术：对胆道结石、蛔虫等，应作适当处理，才能提高手术疗效，但勿进行侵袭性较大的手术。

5. 注意事项

急性胰腺炎有反复发作的趋势。预防措施包括去除病因和避免诱因，例如戒酒、不暴饮暴食、治疗高脂血症等。胆石症在急性胰腺炎的发病中起重要作用，因此有急性胰腺炎发作病史的胆石症病人应择期行胆囊切除和胆总管探查术。

第十一节　糖尿病酮症酸中毒

1. 诊断

主诉：在糖尿病的基础上出现头痛、嗜睡、厌食、呕吐；面容憔悴、皮肤弹性差、呼气带有烂苹果味、脱水貌、四肢湿冷、反射减弱。

2. 处理

绝对卧床休息；入住重症监护病房；持续心电监护；吸氧。

3. 辅助检查

血常规；尿常规；血生化；尿酮体；尿糖；监测中心静脉压。

4. 治疗

建立静脉通道；微量泵泵入胰岛素；纠正水、电解质及酸碱失衡；去除诱因，输入血浆或右旋糖酐 70；对症处理。

5. 健康教育

（1）安慰病人及家属，帮助其消除焦虑、恐惧心理。

（2）解释病情及治疗方案。

（3）与病人或家属一起分析导致酮症的诱因，并指导病人或家属设法去除或避免相关的因素。

（4）指导病人或家属正确识别低血糖反应，以及如何正确处理，如进食糖水、糖果、点心等。

（5）加强营养，讲究卫生，预防感染。

第七章
血液系统危象

第一节　溶血危象

1. 概念

溶血危象是某些诱因使慢性溶血性疾病患者的红细胞大量破坏的一种临床危急状况。

2. 诊断要点

有慢性溶血病史的患者，突发寒战高热、腰背疼痛、少尿无尿、出血倾向、贫血加重、黄疸加深、血压下降、肝脾明显肿大。

实验室检查提示：红细胞破坏增加（血红蛋白代谢产物增加、血浆血红蛋白含量增加、红细胞寿命缩短、红细胞系代偿性增生）。

3. 处理措施

（1）立即应用糖皮质激素、输血、防治肾功能衰竭（尽早应用甘露醇、呋塞米）。

（2）去除病因及诱因。

第二节　出血危象

1. 概念

出血危象是指由于血管因素、血小板量或质的异常及血液凝固障碍等引起的、来势迅猛的大出血或出血不止，发生休克、昏迷而危及生命的现象。

2. 诊断要点

原有出、凝血功能障碍的患者，突然出现持续性出血（皮肤黏膜、关节、内脏或轻微外伤手术后出血不止）。

实验室检查：常规项目（血小板计数及出、凝血时间和血块收缩时间、毛细血管脆性试验）异常、凝血因子初筛试验异常。

3. 处理措施

（1）血管因素所致的出血应立即局部止血、予以降低毛细血管脆性药物。

（2）血小板因素所致的出血，予以糖皮质激素、输血小板。

（3）凝血因子缺乏所致的出血则应补充所缺少的凝血因子。

第三节　血小板危象

1. 概念

血小板危象是指患者血小板数量发生急剧改变（$<30 \times 10^9$ 或 $>$ 正常 3 倍，即 $>750 \times 10^9/L$）和（或）血小板功能显著异常时，出现自发的严重出血，危及生命。

2. 诊断要点

原有血小板数量和（或）质量异常的患者，意外地、自发地出现皮下及黏膜出血，胃肠道、呼吸道、泌尿生殖道或外伤手术后出血不止，严重者肾上腺皮质、颅内亦可出血。

实验室检查：血小板显著减少、毛细血管脆性试验阳性、出血时间延长、血小板黏附试验及血小板聚集试验异常、血块退缩不良。

3. 处理措施

在积极治疗原发病的基础上，立即输新鲜血和（或）血小板悬液；应用糖皮质激素或免疫抑制剂、止血剂；必要时行脾切除术。

第四节　再生障碍危象

1. 概念

由于某些原因导致造血功能突然停滞，贫血迅速加重。

2. 诊断要点

突然出现的贫血和乏力加剧，并有发热、恶心呕吐、面色苍白、软弱、脉搏加快、血压下降。

实验室检查见贫血、全血细胞减少，骨髓象红系细胞成熟障碍。

3. 处理措施

（1）积极控制感染，立即停用可疑药物。

（2）适当输血、补充叶酸和复方维生素 B。

（3）病情严重者，可给予造血细胞生长因子。

第五节　巨幼细胞危象

1. 概念

巨幼细胞危象为遗传性球型红细胞增多症和镰状细胞综合征（HS）的一种特殊表现。系 HS 患者骨髓代偿性造血旺盛、饮食中摄入的叶酸不能满足红系造血的需要所致。

2. 诊断要点

HS 患者迅速出现大细胞性贫血、骨髓幼红细胞明显增多、血清叶酸减少。

3. 处理措施

在积极治疗 HS 的前提下，补充足够的叶酸。

第六节　原始粒细胞危象

1. 概念

原始粒细胞危象是慢性粒细胞白血病急变的一种类型。

2. 诊断要点

慢性粒细胞白血病患者病情剧变，骨髓和血液中出现大量的原始粒细胞，原始粒细胞 + 早幼粒细胞≥90%。

3. 处理措施

按急性白血病处理。

第七节　镰状细胞危象

1. 概念

镰状细胞综合征患者病情突然加重即为镰状细胞危象，危及生命。

2. 诊断要点

出现血管梗死、脾梗死、再生障碍危象、巨幼细胞危象、溶血危象时，应考虑本危象的发生。

3. 处理措施

根据危象的类型采取不同的救治方法。

第八节　狼疮危象

1. 概念

狼疮危象是指系统性红斑狼疮出现严重的系统损害而危及生命的状况。

2. 诊断要点

系统性红斑狼疮患者出现急进性狼疮性肾炎、严重中枢神经系统损害、严重心脏损害、严重狼疮性肝炎、严重狼疮性肺炎、严重的血管炎、溶血性贫血、血小板减少性紫癜、粒细胞缺乏症等，均应考虑到已发生狼疮危象。

3. 处理措施

甲泼尼松龙冲击疗法、静脉输注大剂量人体免疫球蛋白以及对症治疗。

第九节　脓毒血症

1. 概述

脓毒症是有全身炎症反应的表现，如体温、呼吸、循环改变等外科感染的统称，是病原菌产生的内毒素、外毒素和它们介导的多种炎症介质吸收后，对机体组织造成的损害。

2. 病因

常继发于大面积烧伤创面感染、开放性骨折合并感染、痈、弥漫性腹膜炎、胆道或尿路感染、急性梗阻性化脓性胆管炎等。因感染病灶局限化不完全，使大量毒力强的病原菌不断或经常侵入血循环，或是局部感染产生的炎症介质大量入血，激发全身性炎症反应而引起脓毒症。

3. 临床表现

主要是全身炎症反应和器官灌注不足及功能不全的表现。因致病菌种的不同，表现亦有差异。

（1）革兰阳性细菌脓毒症可有或无寒战，发热呈稽留热或弛张热。病人面色潮红，四肢温暖、干燥，多呈谵妄和昏迷。常有皮疹、腹泻、呕吐，可出现转移性脓肿，如皮下脓肿、脾炎、肝肾脓肿等。易发心肌炎。发生休克的时间较晚，血压下降也较缓慢。

（2）革兰阴性杆菌脓毒症一般以突然寒战开始，发热可呈间歇，严重时体温不升或低于正常。病人四肢厥冷、发绀、少尿或无尿。有时白细胞计数增加不明显或反见减少。休克发生早，持续时间长。

（3）真菌性脓毒症酷似革兰阴性杆菌脓毒症。若病人突然发生寒战、高热（39.5~40℃），一般情况迅速恶化，出现神志淡漠、嗜睡、血压下降和休克。少数病人尚有消化道出血。血常规可呈白血病样反应，出现晚幼粒细胞和中幼粒细胞，白细胞计数可达 $25 \times 10^9/L$。

4. 诊断要点

根据在原发感染灶的基础上出现典型脓毒症的临床表现，一般不难作出初步诊断。可根据原发感染灶的性质及其脓液性质，结合一些特征性的临床表现和实验室检查结果综合分析，可大致区分致病菌为革兰染色阳性或阴性杆菌。但对原发感染病灶比较隐蔽或临床表现不典型的病人，有时诊断可发生困难。另外，对临床表现如寒战、发热、脉搏细速、低血压、腹胀、黏膜皮肤瘀斑或神志改变，不能用原发感染病来解释时，也应提高警惕。对这类病人应密切观察和进一步检查，以免误诊和漏诊。

确定致病菌应作体液和分泌物的细菌培养，但由于在发生脓毒症前多数病人已经行抗菌药物治疗，以致血液培养常得不到阳性结果，故应多次、最好在发生寒战、发热时抽血作细菌培养，可提高阳性率。对多次血液细菌培养阴性者，应考虑厌氧菌或真菌性脓毒症，可抽血作厌氧菌培养，或作尿和血液真菌检查和培养。

5. 抢救措施

（1）处理原发感染灶：及早处理原发感染病灶及迁徙病灶。脓肿应及时切开引流；急性腹膜炎、化脓性胆管炎、绞窄性肠梗阻应及时手术去除病因；伤口的坏死组织和异物应予去除，敞开无效腔，充分引流；静脉导管感染时，拔除导管是首要措施。

（2）抗菌药物的应用：可根据原发感染灶的性质，经验性选用抗菌药物。

（3）支持疗法：病人应卧床休息，给予营养丰富和易消化的食物。

（4）对症处理：高热者酌情药物或物理降温。

（5）重症病人应加强监护：注意生命体征、神志、尿量、动脉血气等。

（6）抑制炎症介质形成或阻断介质作用的治疗方法：尽管介质抑制剂治疗在动物研究中证实有效，然而临床对照研究对其有效性未获确切的结论。

第八章
消化系统危象

第一节　细菌性食物中毒

1. 诊断

主诉：恶心、呕吐、腹痛、腹泻或伴发热；痛苦病容，上腹部压痛，肠鸣音亢进，T＞37.5℃，呕吐为胃内容物，大便多为水样便。

2. 处理

卧床休息，床边隔离；止痛；退热；抗生素；纠正水、电解质及酸碱失衡；抗休克；对症处理。

3. 辅助检查

（1）血常规。

（2）血生化。

（3）大便常规＋药敏。

（4）呕吐物检查。

4. 健康教育

（1）安慰病人，使其消除焦虑心理。

（2）解释病情及治疗方案。

（3）帮助病人分析中毒原因。

（4）指导病人进行床边隔离，病人的呕吐物、排泄物须经消毒后方可处理。

（5）指导病人或家属，注意饮食卫生，不吃不洁或变质的食物，不饮生水或生食未经彻底清洗的食物。

（6）指导病人暂禁食，待胃肠功能恢复后，再逐渐进流质饮食。

第二节　细菌性痢疾

1. 诊断

主诉：发热、腹痛、脓血便；急性病容，T＞38℃，持续性腹痛阵发性加重，脓血便伴里急后重感等。

2. 处理

卧床休息；维持水、电解质及酸碱失衡。

3. 辅助检查

血常规；大便常规；大便培养；快速病原学检查；乙状结肠镜检查。

4. 治疗

若出现中毒症状时；退热；镇静；扩容；应用血管活性药物；吸氧；强心药、利尿药皮质激素；对症处理。

5. 健康教育

（1）安慰病人及家属。

（2）解释病情及治疗方案。

（3）指导病人或家属进行床边隔离，如病人的用物、餐具等勿交叉使用等。

（4）指导病人及家属，其呕吐物及排泄物需经消毒后方可处理。

（5）腹泻严重时，指导病人进行口服补液，如服用口服补液药需在医师指导下进行。

第三节　胃十二指肠穿孔

1. 诊断

主诉：突然上腹部剧痛伴恶心、呕吐；痛苦表情，全腹压痛，腹肌紧张，呈板状腹，可有肝浊音界缩小或消失，腹部移动性浊音。

2. 处理

半坐卧位；禁饮食；持续胃肠减压。

3. 辅助检查

血常规；血型；尿常规；大便常规；X线检查；腹腔穿刺。

4. 治疗

（1）止痛药。

（2）补液。

（3）维持水、电解质及酸碱平衡。

（4）广谱抗生素。

（5）H_2 受体拮抗药或质子泵抑制药。

（6）手术治疗。

5. 健康教育

（1）安慰病人，帮助其消除焦虑恐惧心理。

（2）解释病情及治疗方案。

（3）指导病人禁饮食至少 2 日，或遵医嘱进食。

（4）若需要手术时，应向病人及家属解释，征得同意后，签订知情同意书。

第四节　急性阑尾炎

1. 诊断

主诉：腹痛、恶心、呕吐、发热；T>38℃，转移性右下腹痛，右下腹麦氏点压痛、反跳痛。

2. 辅助检查

血常规；B 超；结肠充气试验；腰大肌试验；直肠指诊。

3. 治疗

（1）静脉应用抗生素。

（2）退热药。

（3）中药。

（4）手术治疗。

4. 健康教育

（1）安慰病人或家属，帮助其消除焦虑、恐惧心理。

（2）解释病情及治疗方案。

（3）若合并麻痹性肠梗阻时，应指导病人禁饮食。

（4）需要手术治疗时，应向病人或家属解释，征得同意后，签订知情同意书。

第五节　胃危象

1. 概念

胃危象系晚期神经梅毒致自主神经受累的表现。

2. 诊断要点

晚期神经梅毒患者突然出现上腹部疼痛、恶心、呕吐，可突然停止或持续数小时，甚至数天，常反复发生。

3. 处理措施

对症处理。

第九章
妇产科、儿科

第一节　异位妊娠

1. 诊断

主诉：停经及早孕反应伴腹痛、阴道流血；腹部压痛、反跳痛，以病侧为甚，破裂后出血较多时，叩诊有移动性浊音，阴道流血，后穹隆饱满，触痛，可伴有晕厥、休克等。

2. 处理

绝对卧床；纠正休克。

3. 辅助检查

实验室检查；妊娠试验；诊断性刮宫；后穹隆穿刺；B 超；腹腔镜检查。

4. 治疗

（1）应用甲氨蝶呤。

（2）中药化瘀止血。

（3）抗生素。

（4）手术治疗。

5. 健康教育

（1）安慰病人或家属，帮助其消除焦虑、恐惧心理。

（2）解释病情及治疗方案，指导病人保持会阴清洁，勤更换内裤，使用无菌卫生巾，防止引起感染。

（3）需手术时，应向家属解释，征得同意后，签订知情同意书。

第二节　羊水栓塞

1. 诊断

主诉：在分娩时或分娩后短时间内出现烦躁、呼吸困难，甚至抽搐、昏迷；面色苍白或发绀，意识模糊或昏迷，心率快，肺部啰音，血压下降。

2. 处理

入住重症监护室；持续心电监护；吸氧；气管插管；保暖；保持呼吸道通畅。

3. 辅助检查

血常规＋血型＋血交叉；血生化；血浆纤维蛋白原；凝血酶原时间；优球蛋白溶解时间；血浆鱼精蛋白副凝集试验；凝血酶原时间；FDP 免疫试验；外周血涂片；血液沉淀试验；胸部 X 线片；抗过敏；补充血容量；血管活性药物；碱性药物；强心药；解除肺动脉高压；治疗凝血障碍；防止肾衰竭；预防感染；产科处理。

4. 健康教育

（1）安慰病人及家属。

（2）解释病情及治疗方案。

（3）保持安静，避免探视。

（4）向家属下达病危通知书。

（5）需手术时，向家属详细解释，征得同意后，签订知情同意书。

第三节　早产儿呼吸暂停综合征

1. 诊断

主诉：早产儿出生后 7 日内出现呼吸暂停，伴有皮肤发绀或苍白；呼吸每次暂停 20s 以上，伴有心率＜100 次/分，皮肤黏膜发绀或苍白，肌张力低下。

2. 辅助检查

血常规；血生化；红细胞压积；血培养；血气分析；胸、腹部 X 线片；头颅 B 超；头颅 CT。

3. 治疗

病因治疗；吸氧；增加传入冲动；防止诱发反射；复苏囊手控通气供氧；呼吸中枢兴奋药；持续气道正压通气；机械通气；对症处理。

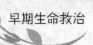

4. 健康教育

（1）安慰患儿家属。

（2）向家属解释病情及治疗方案。

（3）指导家属为患儿准备纯棉衣服及尿布。

（4）指导家属准备吸奶器，将母乳用吸奶器吸出后，用滴管或奶瓶喂奶，若病情暂不允许哺乳时，也应及时将乳汁吸出。

第四节　新生儿休克

1. 诊断

主诉：新生儿出现苍白、四肢发凉、反应迟钝，面色及皮肤苍白、青紫或出现花纹，肌张力减弱，嗜睡，昏睡或昏迷。心音低钝，心率 <120/min，连续 8h 尿量 <2ml/（kg·h）。

2. 处理

病因治疗；吸氧；保暖。

3. 辅助检查

血常规；血生化；血气分析；血浆渗透压；胸部 X 线片；心电图和超声心动图；中心静脉压。

4. 治疗

（1）纠酸、扩容。

（2）血管活性药物。

（3）液体疗法。

（4）肝素。

（5）纳洛酮。

（6）1，6-二磷酸果糖。

（7）呼吸支持治疗。

5. 健康教育

（1）安慰患儿家属。

（2）向家属解释病情及治疗方案。

（3）向家属下达病危通知书。

（4）指导家属应用热水袋为患者保暖，如将暖水袋用双层毛巾包裹，每30分钟更换部位，防止烫伤。

第五节　新生儿破伤风

1. 诊断

主诉：新生儿出生后 3～14 日内，出现哭声小、拒奶，牙关紧闭，苦笑面容，面肌痉挛，四肢强直，角弓反射，吞咽困难，呼吸困难。

2. 处理

置安静环境中；避免声光刺激；保暖；吸氧；报纸呼吸道通畅；持续心肺监护。

3. 治疗

（1）中和毒素。

（2）止痉治疗。

（3）控制感染。

（4）脐部处理。

（5）机械通气。

（6）合并症处理。

4. 健康教育

（1）安慰患儿家属。

（2）解释病情及治疗方案。

（3）向家属下达病危通知书。

（4）指导家属避免声光及一切刺激。

（5）避免探视。

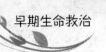

第六节　小儿呼吸道异物

1. 诊断

主诉：有异物被吸入呼吸道，伴咳嗽、气喘甚至窒息，呛咳、青紫、呼吸困难、声音嘶哑甚至窒息，X 线检查可显示不透光的金属异物位置及形态。

2. 处理

未发生窒息者，可行体位排异物、硬支气管镜、光纤支气管镜等方法，不成功即手术；已发生窒息者，异物位于咽喉部，立即行环甲膜穿刺，气管切开，若异物位于气管、支气管，立即行气管、支气管镜取异物，不成功立即手术。

3. 健康教育

（1）安慰患儿及家属。

（2）解释异物可能的位置及取出的方案。

（3）与家属一起分析异物的种类。

（4）若异物处于静止期，患儿可能无症状，但也要动员家属积极配合医师将异物取出，否则后果严重，甚至危及生命。

第十章
特殊疾病危象

第一节　日射病与热射病

1. 概念

因日光直射头部致使脑及脑膜充血、出血，引起神经系统功能障碍的称日射病。

因外界温度高、湿度大，致使产热或吸热增多或散热减少，而引起体内积热的，称热射病。临床统称为中暑，热射病在中暑的分级中就是重症中暑，是一种致命性疾病，病死率高。该病通常发生在夏季高温同时伴有高湿的天气。

2. 症状

日射病：初期精神沉郁，四肢无力，步态不稳，共济失调，突然倒退，目光凝视，眼球突出，有的全身出汗，随病情进展，呈现心血管运动中枢、呼吸中枢、体温调节中枢紊乱甚或麻痹症状，表现为心力衰竭、静脉怒张、脉搏细弱、呼吸急促、节律紊乱、呈毕奥氏呼吸或陈 – 施氏式呼吸，有的体温上升、皮肤干燥、汗液分泌少或无汗、兴奋不安、剧烈痉挛或抽搐，进而迅速死亡。

热射病：大多数体温升高达 40℃时，表现为精神沉郁、运步缓慢、步样不稳、呼吸加快、全身大汗、停于凉处，有口渴感；当体温达 41℃时，精神沉郁加深、站立不稳，有时出现短时间兴奋不安、乱冲乱撞，但很快转为抑制，表现为出汗停止，皮温烫手，呼吸高度困难，次数频速，鼻翼开张，两肋扇动或伸舌口外，张口喘气，心悸亢进，脉搏疾速，每分钟可达 100 次以上。体温达 42℃时，病人呈昏迷状态，卧地不起，意识丧失，四肢划动，呼吸浅表，节律不齐，脉搏弱不感于手，结膜发绀，血液黏稠，口吐白沫，鼻喷出粉红色泡沫，濒死期体温下降，痉挛发作时死亡。

3. 现场急救措施

患者应迅速转移到阴凉通风处休息，饮用凉盐水等饮料以补充盐和水分的丧失。有周围循环衰竭者应静脉补给生理盐水、葡萄糖溶液和氯化钾。热射病患者预后严重，死亡率高，幸存者可能留下永久性脑损伤，故需积极抢救。

加强护理，促进降温，维持心肺功能，纠正水、电解质和酸碱平衡的紊乱。

4. 降温疗法

（1）体外降温，旨在迅速降低深部体温。脱去患者衣服，吹送凉风并喷以凉水或以凉湿床单包裹全身。以冰水浸泡治疗已不再推荐，因发生低血压和寒战的并发症较多。但如其他方法无法降温时，亦可考虑此方法，但此时需要监测深部体温，一旦低于38.5℃时需停止冰水降温，以防体温过低。

（2）体内降温、体外降温无效者，用冰盐水进行胃或直肠灌洗，也可用无菌生理盐水进行腹膜腔灌洗或血液透析，或将自体血液体外冷却后回输体内降温。

（3）药物降温，氯丙嗪有调节体温中枢的功能，扩张血管、松弛肌肉和降低氧耗的作用。患者出现寒战时可应用氯丙嗪静脉输注，并同时监测血压。

（4）可用镇静剂抑制其兴奋。

（5）防止肺水肿，在降温疗法前，静注地塞米松。激素对治疗肺水肿、脑水肿等有一定疗效，但剂量过大易并发感染，并针对各种并发症采取相应的治疗措施。

（6）补液速度不宜过快，以免促发心力衰竭，发生心力衰竭予以快速效应的洋地黄制剂。

（7）应用升压药纠正休克。

（8）甘露醇脱水防治脑水肿。

第二节　高原冷伤与冻伤

1. 概念

高原冻伤是由于机体暴露于高原低温、低氧环境，使局部组织热量丢失造成的组织冻结，以及冻结融化后的二次损伤（类似缺血后的再灌注损伤）共同作用的结果。

高原低体温是指由于机体暴露于高原低温、低氧环境中使体表低温血液快速回流而影响下丘脑体温调节中枢导致体心温度（通常以直肠温度为代表）低于35℃，又称体温过低或冻僵。由于高原地区常年风大且气候干燥多变，因此，较少引起非冻结性冷伤。

高原冷伤可分为全身性冷伤（体温过低－冻僵）和局部性冷伤，包括冻结性冷伤（冻伤）和非冻结性冷伤。

2. 症状

患处刺痛并逐渐发麻、皮肤感觉僵硬，呈现苍白或有蓝色斑点、患处移动困难或迟钝。初期，是皮肤或深部冻伤，很难分辨出来，其症状相差不大。此外，冻伤可能伴随失温现象。

冻伤根据程度的分型：简单的说，冻伤的程度与烧伤一样分为四种，即红、肿、热、疱。

1度冻伤，临床表现：为局部皮肤红斑及轻度水肿。解冻复温后：局部皮肤立刻变红或紫红、肿、充血。病人感到局部热，痒或烧灼痛。

2度冻伤，临床表现：皮肤有水泡或大疱形成，泡内有黄色黏稠液体或黏稠血浆。解冻复温后：局部较为剧烈的疼痛，并对冷热刺痛不敏感。

3度冻伤，临床表现：全皮坏死。解冻复温后：皮肤呈褐色、黑色，出现明显坏死。有时皮肤也会变白然后坏死。

4度冻伤，临床表现：身体某部位坏死脱落，如肢端、肢体。解冻复温后：皮肤逐渐变成褐色、黑色，出现明显坏死。有时皮肤也会变白然后坏死。

3. 现场急救措施

如发现皮肤有发红、发白、发凉、发硬等现象，应用手或干燥的绒布摩擦伤处，促进血液循环，减轻冻伤。轻度冻伤用辣椒泡酒涂擦便可见效。如发生身体冻僵的情况，不要立即将伤者抬到温暖的地方，应先摩擦肢体，做人工呼吸，待伤者恢复知觉，再到较温暖的地方抢救。

迅速脱离寒冷环境，防止继续受冻；尽早快速复温；局部药物治疗；改善局部微循环；抗休克，抗感染和保暖；内服活血化瘀等类药物；轻、重度冻伤未能分清者按重度冻伤治疗；冻伤的手术处理，应尽量减少伤残；2度以上冻伤，需敷料包扎好。皮肤较大面积冻伤或坏死时，注射破伤风抗毒素或类毒素。

一旦发生冻伤，切忌用雪团揉搓冻伤部位，因为这样会散发更多的体热使冻伤加重。受伤的手可按在腋窝下加温，冻伤的脚可放在同伴的怀里或腋窝下加温。如有条件可放在 43℃ 左右的水中浸泡复温。水温太低时效果不好，超过 49℃ 时易造成烫伤。温速度越快越好，能在 5~7 分钟内复温最好，最迟不应超过 20 分钟。复温太晚可能增加晚期的并发症。

第三节　烧（烫）伤

1. 概念

烧（烫）伤是生活中常见的意外伤害，沸水、滚粥、热油、热蒸气的烧（烫）是常会发生的事。

2. 诊断要点

根据烧（烫）伤的严重程度主要根据烧（烫）伤的部位、面积大小和烧（烫）伤的深浅度来判断。烧（烫）伤在头面部，或虽不在头面部，但烧（烫）伤面积大、深度深的，都属于严重者。

烧（烫）伤按深度，一般分为三度。（图 10-1）

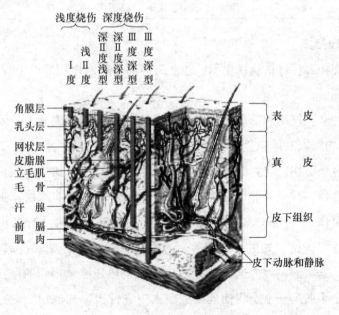

图 10-1　烧（烫）伤分度

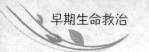

Ⅰ度烧（烫）伤：只伤及表皮层，受伤的皮肤发红、肿胀、觉得火辣辣的痛，但无水泡出现。

Ⅱ度烧（烫）伤：伤及真皮层，局部红肿、发热，疼痛难忍，有明显水泡。

Ⅲ度烧（烫）伤：全层皮肤包括皮肤下面的脂肪、骨和肌肉都受到妨害，皮肤焦黑、坏死，这时反而疼痛不剧烈，因为许多神经也都一起被损坏了。

烧伤深度评价与特点见表 10－1。

表 10－1　烧伤深度评价与特点

分级		损伤组织	烧伤部位特点	愈后情况
Ⅰ度		表皮	皮肤红肿，有热、痛感，无水泡，干燥，局部温度稍有增高	不留疤痕
Ⅱ度	浅Ⅱ度	真皮浅层	剧痛，表皮有大而薄的水泡，泡底有组织充血和明显水肿 组织坏死仅限于皮肤的真皮浅层，局部温度明显增高	不留疤痕
	深Ⅱ度	真皮深层	痛，损伤已达真皮深层，水泡较小，表皮和真皮层大部分凝固和坏死。将已分离的表皮揭去，可见基底微湿，色泽苍白，有红出血点，局部温度较低	可留下疤痕
Ⅲ度		全层皮肤或皮下组织、肌肉、骨骼	不痛，皮肤全层坏死，干燥如皮革样，不起水泡，蜡白或焦黄，炭化，知觉丧失，脂肪层的大静脉全部坏死，局部温度低，发凉	需自体皮肤移植，有疤痕或畸形

3. 处理措施

隔离烧伤源；评估烧伤面积；建立良好的静脉通道；尽早进行液体复苏；预防低体温。

液体疗法：烧伤后第一个 24h 内输入晶体液；前 8h 内输入液体总量的 1/2；后 16h 内输入液体总量的 1/2。

对Ⅰ度烧烫伤，应立即将伤处浸在凉水中进行"冷却治疗"，它有降温、减轻余热损伤、减轻肿胀、止痛、防止起泡等作用，如有冰块，把冰块敷于伤处效果更佳。"冷却"30 分钟左右就能完全止痛。这种"冷却治疗"在烧烫伤后要立即进行，如过了 5 分钟后才浸泡在冷水中，则只能起止痛作用，不能保证不起水泡，因为这 5 分钟内烧烫的余热还继续损伤肌肤。如果烧烫伤部位不是手或足，不能将伤处浸泡在水中进行"冷却治疗"时，则可将受伤部位用毛巾包好，再在毛巾上浇水，用冰块敷效果可能更佳。如果穿着衣服或鞋袜部位被烫伤，千万不要急忙脱去被烫部位的鞋袜或衣裤，否则会使表皮随同鞋袜、衣裤一起脱落，这样不但痛苦，而且容易感染，迁延病程。最好的方法就是马上用食醋（食醋有收敛、散疼、消肿、杀菌、止痛作用）或冷水隔着衣裤或鞋袜浇到伤处及周围，然后才脱去鞋袜或衣裤，这样可以防止揭掉表皮，发生水肿和感染，同时又能止痛。接着，再将伤处进行"冷却治疗"，最后涂抹鸡蛋清、万花油或烫伤膏便可。

烧烫伤者经"冷却治疗"一定时间后，仍疼痛难受，且伤处长起了水泡，这说明是"Ⅱ度烧烫伤"。这时不要弄破水泡，要迅速到医院治疗。

对Ⅲ度烧烫伤者，应立即用清洁的被单或衣服简单包扎，避免污染和再次损伤，创伤面不要涂擦药物，保持清洁，迅速送医院治疗。

第四节　高原烧伤

1. 高原缺氧环境与烧伤早期组织细胞的缺血缺氧损害

高原地区由于处在相对特殊环境中，发生烧伤后又有其区别于平原地区的特点。

高原缺氧这一特殊的环境因素是高原医学的主要内容，无论是局部影响还是全身影响，高原缺氧的不利因素增加了在这一地区抢救烧伤病人的难度。烧伤后体液的大量渗出是烧伤早期最主要的病理生理特征，由于体液的大量丧失，导致人体有效循环血量迅速下降，组织及细胞灌注不良，造成了严重的缺血缺氧性损害，而高原缺氧所致低氧血症将加重这种缺血缺氧损害。烧伤早期损害主要表现在低血容量、血液浓缩、低蛋白血症、低钠血症、代谢性酸中毒，在高原缺氧环境下尤为突出。

严重缺血缺氧可导致大量血管活性物质、凝血活酶等释出，进一步使毛细血管扩张与通透性增加，血浆外渗，血液浓缩致血流缓慢、淤滞，使渗出更加增多，甚至可导致血管内凝血，促进微循环障碍，反过来加重组织缺氧，形成恶性循环。近来，有学者指出，烧伤后5分钟心输出量即下降，10分钟即下降50%，1小时降于对照的1/3，而血容量仅降至69%，显然烧伤早期心输出量下降并非主要因为血容量不足，而心肌损害可能是其重要因素，也是组织缺血缺氧的启动原因，在高原低氧环境下，上述损害更为突出。这种休克和心肌的直接损害产生的循环血量下降所致心排量降低、血压下降及组织血液灌注不良、微循环变化与失血性休克基本相同。不同的是，烧伤后体液从毛细血管渗出以至大量丧失有一发展过程，由此为人体代偿和治疗创造了条件，赢得了时间。

烧伤休克期的防治，根本的问题是如何改善血管通透性，减少和防止渗出，及早进行补液治疗，迅速恢复血容量、改善组织血液灌注和缺血缺氧，仍是当前防治烧伤休克的主要措施。在高原低氧环境下，除及时、有效的补液外，早期应注意使用疏通微循环药物，保持持续性吸氧，有效的氧疗措施显得很必要。烧伤后，体液丧失速度一般以伤后 6～8 小时内为高峰，至伤后 18～24 小时速度减慢，烧伤面积越大，丧失速度愈快，休克发生时间亦越早。因此，要争取时间，在休克未发生或未发展至严重阶段前，积极进行治疗，迅速补充血容量，增加心排出量，以改善组织血液灌注，休克多可被预防和纠正。

2. 高原地区缺氧环境与烧伤后肠源性感染

因早期休克的影响，多数脏器因血浓缩、微循环障碍而缺氧导致不同程度的损伤，肠道是烧伤早期血容量减少最先受累的器官之一，也是缺血－再灌注损伤早期重要的靶器官之一。

由于高原的缺氧环境，肠黏膜损伤后缺氧状态在较短时间内改善不明显或极为缓慢，胃肠道应激性损害引起黏膜屏障结构受损而增殖修复受抑，导致肠道细菌和内毒素经肠黏膜侵入机体，并播散到肠系膜淋巴结、肝、脾、肺、肾与血液，造成多器官功能损害及全身严重感染。陈意生指出低血压（30mmHg、4kPa）30～60 分钟，肠道细菌可侵入肠系膜淋巴结；90 分钟后广泛侵入肝、脾及血液，低血容量时间与肠源性感染相关，并强调细菌内毒素可反馈性地引起肠黏膜通透性增加。

高原地区缺氧环境多可加重休克的程度，如早期抗休克不及时或措施不当，则极易发生严重的肠源性感染，给治疗带来极大的困难。烧伤后肠动力减弱，肠淤滞，肠道菌群出现变化，从肠梗阻的模型中观察到，24 小时肠道

G^-杆菌可增殖 1000 倍，细菌内毒素通过肠黏膜屏障移位至肠淋巴结、门静脉和腹腔，进一步与体内巨噬细胞作用，促使后者释放大量的炎性介质，如 IL-1、IL-6、TNF 及花生四烯酸产物（如血栓素、前列腺素），也促进神经介质的产生，再刺激内分泌器官产生大量的皮质醇、儿茶酚胺和胰高血糖素等，从而导致急性发热反应，免疫功能下降，机体持续超高代谢，干扰肝脏正常蛋白合成，有异常蛋白质产生，导致广泛的脏器损害，所以有学者提到，肠道可能是多器官功能不全综合征（MODS）的"始动器官"，烧伤早期及时、合理、有效的补液以改善烧伤后肠道血液灌注以维持肠黏膜正常结构与功能是预防肠源性感染的第一措施。

必须清醒地认识到烧伤早期特别是伴有重度休克者，多有肠源性感染，在高原地区，更容易发生，应采用针对肠道革兰阴性菌的有效抗生素，控制感染。口服双歧杆菌等生态制剂，维持肠道微生态。应用早期肠道营养能改善烧伤后肠道血液灌流，维持肠道正常结构与功能，减少肠道内毒素移位，降低肠源性超高代谢，效果明显优于静脉营养。

3. 高原缺氧环境与烧伤后凝血系统功能失常

血液是由高分子溶液与多种细胞构成的悬浮液，在人体生理流动介质中其物理性和流动性非常复杂，高原地区氧分压下降，机体对低氧刺激的反应最简单的方式就是增加循环内的红细胞数，以增加携氧能力弥补大气中的供氧不足，促红细胞生成素分泌增多，刺激骨髓促进红细胞生成。

由于大量的红细胞、血红蛋白和其他有形成分的产生，血液发生了"浓、黏、聚、凝"的物理改变：①红细胞压积和血浆中的大分子增高，血液黏稠性提高；②有人提出，高海拔地区（5380m）平均血浆蛋白较平原增加 48.5%，是导致血浆黏度增加的主要原因，血浆黏度对全血黏度影响很大，血浆黏度升高，全血黏度升高，血液黏滞性增大；③聚集性：红细胞、血小板的表面电荷减少，细胞表面相互斥力减小，则细胞聚集性增加，形成血栓可能性增大；④纤维蛋白原增加或血小板聚集相对数量增多，亦可形成血栓。严重烧伤后，体液的大量渗出导致血液浓缩，加重红细胞聚集而形成血流淤积，血液速度明显缓慢，微循环淤滞。

红细胞聚集程度愈高，血液黏度也愈高，口径较小的毛细血管可形成塞流现象，导致血栓形成系数升高，而且塞流又能明显减低血液流速，减慢了物质与气体交换频率，致使酸性产物不能很快运走，而酸性代谢产物增多，pH 值下降，直接影响组织器官和细胞代谢水平，造成各器官功能性损害。这种损害在高原缺氧地区显得尤为突出。

因此，高原严重烧伤后，微循环障碍较平原地区严重得多，更容易发生出血性疾患，在抗休克的同时，疏通微循环、改善组织与细胞缺氧状态是提高抢救成功的重要措施之一。

4. 高原低氧环境与严重烧伤后吸入性损伤

吸入性损伤仍为目前烧伤死亡的主要原因之一，也是导致 MODS 的首发和（或）始动器官，缺乏直接并富有成效的治疗措施，成为当前治疗烧伤的难点，吸入性损伤早期病理生理过程在于肺血管收缩引起肺动脉高压，造成血管通透性增高而导致肺水肿，影响气体交换，同时肺血管收缩又造成局部缺氧从而加剧了局部组织中糖的无氧酵解过程，乳酸等产物大量积聚，因酸性环境中微血管松弛，致使肺内短路增多，进一步影响气体交换，这种通气功能障碍若不能及时有效纠正，会使肺泡弥散障碍和肺通气血流比例失调，肺部微循环障碍导致急性呼吸窘迫综合征（ARDS）发生。

高原肺水肿本身就是高原地区最常见、最凶险的疾病之一，高原的低氧环境大大加重烧伤患者缺氧状态，这种低氧血症是诱发 MODS 的重要因素。若缺氧得不到纠正，发生失代偿全身动脉系统缺血缺氧时而静脉系统淤血使缺氧更严重，从此心衰成为多脏器受累开端，等严重缺氧和二氧化碳潴留时，pH 下降，脑细胞代谢障碍，三磷酸腺苷生成减少，钠泵失灵使脑细胞水肿，脑水肿又加重呼衰，此外肝、肾脏器淤血，缺氧可严重损害肝、肾功能，胃肠黏膜坏死，应激性溃疡等。可见因吸入性损伤导致高原肺水肿并发多脏器功能障碍是发生在以低氧血症为主要病生改变的基础上。

5. 高原低氧环境下烧伤创面感染

感染是大面积烧伤病人主要的死亡原因，在高原地区亦是如此。众多学者认为，感染是 MODS 最常见的启动因素。烧伤创面的坏死组织和含有大量蛋白质的渗出液是细菌良好的培养基，细菌一经在创面立足（最早在伤后 6～8h 开始）即迅速繁殖，并可向深处或四周蔓延，引起脓毒症状，创面加深或向创面深部健康组织侵袭形成创面脓毒症。

高海拔气候的另一特点是干燥，这种高原干燥、寒冷气候对烧伤创面有明显影响，创面细菌和真菌的感染及检出率与内地潮湿环境地区相比很低，这是有利于烧伤治疗的因素。但早期迅速切除坏死组织，覆盖创面同样重要，因为无论是细菌内毒素或外毒素均可刺激各种炎症细胞大量合成，释放炎性介质和一系列细胞因子，进一步活化已被"预激"的炎症细胞，从而使全身炎症反应陷于失控状态，终于发展成 MODS。

烧伤早期一次性大面积切痂，清除焦痂及痂下水肿液中的炎症介质及内毒素，然后给予创面良好的覆盖，使开放伤变为闭合性伤是治疗烧伤创面感染的最有效方法。不少学者指出，烧伤早期即在所谓休克期，施行广泛的切除焦痂手术并不加重应激反应，反而明显降低了血中炎症介质含量，保护血管内皮细胞功能，减少患者血浆炎症介质及内毒素含量，有效的维护内脏功能，降低全身感染与内脏并发症的发病率，提高治愈率。

第五节　电击伤

1. 概念

当一定电流或电能量（静电）通过人体引起损伤、功能障碍甚至死亡，称为电击伤，俗称触电。雷击也是一种电击伤。

2. 诊断要点

轻度电击者可出现短暂的面色苍白、呆滞、对周围失去反应等症状，继而自觉精神紧张、四肢软弱、全身无力。昏倒者多由于极度惊恐所致。

严重者可出现昏迷、心室纤颤、瞳孔扩大、呼吸心跳停止而死亡。

接触电源及电流穿出部位可见"入电口"与"出电口"。入电口处的皮肤被电火花烧伤呈焦黄色或灰褐色，甚则炭化，且损伤部位较深，有时可达肌肉、骨骼。如电击伤同时伴有高温电弧闪光或电火花烧伤，周围皮肤可伴较广泛的热烧伤。损伤部焦痂经 2~3 周开始脱落，可继发出血和感染。

因电弧的种类、电压高低和接触时间的长短而不同，重者甚至可有休克、昏迷、肌肉强直、呼吸停止、心室纤颤和心跳停止等症状。

3. 处理措施

（1）首先使触电者脱离电源。

关闭电源：如触电发生在家中，可迅速采取拔去电源插座、关闭电源开关、拉开电源总闸刀的办法切断电流。

斩断电路：如果在野外郊游、施工时因碰触被刮断在地的电线而触电，可用木柄干燥的大刀、斧头、铁锹等斩断电线，中断电流。

挑开电线：如果人的躯体因触及下垂的电线被击倒，电线与躯体连接下很紧密，附近又无法找到电源开关，救助者可站在干燥的木板或塑料等绝缘物上，用干燥的木棒、扁担、竹竿、手杖等绝缘物将接触人身体的电线挑开。

拉开触电者：触电者的手部如果与电线连接紧密，无法挑开，可用大的干燥木棒将触电者拨离触电处。

（2）松解影响呼吸的上衣领口和平腰带，使其呈仰卧位，头向后仰，清除口腔中的异物、取下假牙以保持呼吸道通畅。如发现呼吸停止、颈动脉处触及不到搏动，要立即进行口对口人工呼吸和胸外心脏按压，并要坚持不懈地进行，直至伤员清醒或出现尸僵、尸斑为止。

（3）在对伤员进行心肺复苏的过程中要设法与附近的医院取得联系，以便为伤员争取到更好的抢救条件。对于雷电击伤的伤员也要采取相同的急救措施。

（4）呼吸及心跳停止者宜立即进行人工呼吸和胸外心脏按压，人工呼吸至少4小时，或直至自主呼吸恢复为止，有条件者应行气管插管，加压氧气人工呼吸。不能轻易放弃抢救。

（5）出现神志昏迷不清者可针刺或指压人中、中冲等穴位。电击伤就地急救十分重要，不要因送医院而延误抢救时机。尚可并用抗生素及破伤风抗毒血清等。

（6）电击伤的局部治疗以暴露疗法为好，其原则和方法同一般烧伤。

（7）对电击伤还应注意对症治疗，因缺氧所致脑水肿可使用甘露醇、50%葡萄糖等脱水。出于电击伤而致肢体肌肉强烈收缩，可针对骨折、脱位等治疗。

第六节 药物过敏

1. 概念

药物过敏指由药物引起的过敏反应，是一类非正常的免疫反应。

2. 诊断要点

（1）变应性药疹：可有固定性红斑（固定疹）、猩红热样红斑、重症多形红斑、大疱性表皮坏死松解形药疹。

（2）其他类型药疹及药物反应：可有全身剥脱性皮炎型、短程锑剂皮炎型、乳头状增生型、红斑狼疮样反应、真菌病型反应、皮质类固醇型反应。

3. 处理措施

（1）皮质类固醇：氢化可的松、维生素 C、10% 氯化钾加入 5% ~10% 葡萄糖液缓慢滴注，宜保持 24 小时连续滴注，待体温恢复正常，皮疹大部分消退及血常规正常时，可逐渐递减激素用量，直至改用相当量的泼尼松或地塞米松口服。如皮疹消退，全身情况进一步好转，再逐步减少激素口服量，原则是每次减量为当日用量的 1/6 ~1/10，每减一次，需观察 3 ~5 日，随时注意减量中的反跳现象。在处理重症药疹中存在的问题往往是出在激素的用量或用法不当方面，如开始剂量太小或以后减量太快。

（2）抗组胺药物：选用两种同时口服。

（3）输新鲜血液、输血浆。

（4）抗生素：选用适当抗生素以预防感染，但必须慎重，因严重药疹患者，常处于高度过敏状态，不但容易发生药物的交叉过敏，而且可能出现多源性敏感，即对与原来致敏药物在结构上完全无关的药物产生过敏，引起新的药疹。

（5）局部治疗：在重症药疹患者，对皮肤及黏膜损害的局部治疗和护理非常重要，往往成为治疗成败的关键。早期急性阶段，皮损可用大量扑粉或炉甘石洗剂，以保护皮肤和消炎、消肿。如有渗液，可用生理盐水或 3% 硼酸溶液湿敷，每日更换 4 ~6 次，待干燥后改用 0.5% 新霉素、3% 糠馏油糊剂，每日 1 ~2 次。

第七节　溺　水

1. 概念

淹溺又称溺水，是人淹没于水或其他液体介质中并受到伤害的状况。水充满呼吸道和肺泡引起缺氧窒息；吸收到血液循环的水引起血液渗透压改变、电解质紊乱和组织损害；最后造成呼吸停止和心脏停搏而死亡。

2. 诊断要点

淹溺患者表现神志丧失、呼吸停止及大动脉搏动消失，处于临床死亡状态。

症状：近乎淹溺者可有头痛或视觉障碍、剧烈咳嗽、胸痛、呼吸困难、咳粉红色泡沫样痰。溺入海水者口渴感明显，最初数小时可有寒战、发热。

体征：皮肤发绀，颜面肿胀，球结膜充血，口鼻充满泡沫或泥污。常出现精神状态改变，烦躁不安、抽搐、昏睡、昏迷和肌张力增加。呼吸表浅、急促或停止。肺部可闻及干湿啰音，偶尔有喘鸣音。心律失常、心音微弱或消失。腹部膨隆，四肢厥冷。有时可发现头、颈部损伤。

3. 处理措施

（1）一般治疗：供氧，吸入高浓度氧或高压氧治疗，有条件可使用人工呼吸机；复温及保温如患者体温过低，据情可采用体外或体内复温措施；心电监护溺水者容易发生心律失常，故心电监护不可或缺；护脑措施，缺氧可以对大脑产生伤害，故护脑措施十分重要，有颅内压升高者应适当过度通气，维持 $PaCO_2$ 在 $25 \sim 30mmHg$，同时，静脉输注甘露醇降低颅内压、缓解脑水肿；易消化饮食最好给予高营养的半流食。

（2）低渗溺水的治疗：利尿排水，可用 3% 高渗盐水静滴，同时应用利尿剂如呋塞米静注等；碱化尿液，目的是减轻溶血的伤害，保护肾脏，可用 5% 碳酸氢钠注射液静滴；降低血钾，对高血钾患者应采取降血钾措施，如应用钙剂、碱性药物、葡萄糖及胰岛素等。

（3）高渗溺水的治疗：可用 5% 葡萄糖或低分子右旋糖酐静滴。

（4）心脏停搏后综合征的治疗。

第八节　勒（缢）伤

1. 发病机制

勒缢，可分自缢（上吊）、绞颈与掐颈等。导致死亡的原因都是因喉头、气管被勒紧，空气不能进入肺内而窒息，以及颈部大血管被压阻，血液不能达到颅内，大脑与延髓缺血所致。凡被缢者如面色青紫，说明颈静脉受阻，这时如及时解救，预后一般较好，救活的可能性很大；如面色苍白，双眼紧闭，神志不清或已昏迷不醒，说明勒缢力大，时间较久，颈动脉、颈静脉血流同时受阻，其预后一般较差。

2. 诊断要点

（1）身体正吊挂着，多有流涎与舌从口内下垂状。

（2）颈部周围可见紧缩物，如绳索、电线、领带等。

（3）呼吸多已停止或极微弱，脉已摸不清。

（4）面部先发青紫（铁青）色，继而变为灰白色。

（5）脸部、颈部血管怒张与浮肿。

（6）颈部皮下有瘀血、勒痕或伤痕。

（7）紧缩物解除后，仍见口角流涎，鼻孔流出黏性液，眼睛红肿明显。

3. 抢救措施

立即解除颈部勒索物。如自缢者仍悬吊着，应先抱住其身体后再剪断绳索，以防断绳后倒下或坠地摔伤。解脱后将其身体平放，以便实行抢救。

如勒缢者已呼吸停止，但心脏还有跳动时，应立即行人工呼吸；如呼吸与心跳均已停止，可立即行人工呼吸和心脏按压。

如勒缢者虽有呼吸、心跳，但神志不清或昏迷时，应迅速解开其衣扣、腰带，打开门窗，给予吸氧；如其躁动不安或哭叫不停，应让其口服地西泮5mg，使其安静休息。

凡在行人工呼吸抢救时，如发现勒缢者呼吸道不畅通，可轻轻地将其下巴向前提，不要强行扭动其脖子或向后扳头。因勒缢者往往已造成喉头骨折或颈椎脱位，如强行扭动其颈部会造成高位截瘫等严重后果。

不要轻易放弃抢救时机，起码要抢救至心跳停止40分钟后，或绝无救活可能时为止。

如抢救成功（即勒缢者呼吸、心跳、意识均已恢复），应给予安慰。如系自缢者，应防止再次自杀。

第九节　急性中毒

1. 概念

急性中毒是指毒物短时间内经皮肤、黏膜、呼吸道、消化道等途径进入人体，使机体受损并发生器官功能障碍。急性中毒起病急骤，症状严重，病情变化迅速，不及时治疗常危及生命，必须尽快作出诊断与急救处理。

2. 诊断要点

（1）皮肤黏膜：灼伤（强酸、强碱）、发绀（亚硝酸盐）、黄疸（鱼胆）。

（2）眼：瞳孔散大（阿托品）、瞳孔缩小（吗啡）、视神经炎（见于甲醇中毒）。

（3）神经系统：昏迷、谵妄（见于阿托品中毒）、肌纤维颤动（见于有机磷）、惊厥（见于有机氯、异烟肼）、瘫痪（见于三氧化二砷）、精神失常（见于一氧化碳、阿托品）。

（4）呼吸系统症状如下。

呼吸气味：酒味、苦杏仁（氰化物）、蒜味等。

呼吸加快：水杨酸类、甲醇。

呼吸减慢：催眠药、吗啡。

肺水肿：磷化锌、有机磷等。

（5）循环系统症状如下。

心律失常：如洋地黄，茶碱类。

心搏骤停：如洋地黄，茶碱类是直接作用于心肌；窒息性毒物导致缺氧；

钡盐、棉酚导致低钾。

（6）泌尿系统：急性肾衰。

（7）血液系统症状如下。

溶血性贫血：砷化氢。

白细胞减少和再障：氯霉素、抗肿瘤药。

出血：阿司匹林、氯霉素。

血液凝固：敌鼠、蛇毒。

3. 处理措施

（1）立即将患者脱离中毒现场：如为接触或吸入性中毒，应立即将中毒者迁离中毒场所，脱去污染衣服，以温开水洗净皮肤表面的毒物；如有创面，应将创面洗净，敷药、包扎。

（2）清除体内尚未被吸收的毒物。

1）清除胃肠道尚未被吸收的毒物。

①催吐：神志清楚而能合作者。

禁忌证：昏迷、惊厥、进食强腐蚀剂、煤油、汽油等患者忌用；年老体弱、妊娠、高血压、心脏病、门脉高压等患者慎用。

方法：用手指或压舌板或用 500ml 凉开水加食盐 60g 灌服，连服 3～4 次，后刺激咽后壁，使患者呕吐，反复多次。亦可用急救稀涎散（白矾 10g、皂角 9g）煎水至 250ml，口服；或用 0.2%～0.5% 硫酸铜 100～200ml 口服，以催吐。

②洗胃：昏迷和不合作者，应尽早进行，一般服毒后 6 小时再洗胃效果不佳。

禁忌证：腐蚀性毒物（如强酸或强碱）中毒者忌用。

方法：胃管法、注射器法和洗胃机洗胃法。

洗胃液可用绿豆（打碎）150g、甘草 60g、煎水至 1000ml，加凉开水至 2000ml，亦可以用温开水、0.02%～0.05% 高锰酸钾溶液（有机磷农药 1605 中毒者忌用）、生理盐水、茶叶水、1% 碳酸氢钠（敌百虫中毒不宜用）。如毒物不明，多用清水洗胃。洗胃液应反复洗出至液体清亮、无味为止。

③导泻：适用于服毒超过 4 小时，洗胃后。

方法：导泻可用明矾 6g（先煎）、大黄 6g（后下）煎水 250ml，冲服；

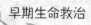

风化硝6g或番泻叶30g泡水冲服。亦可用芒硝或硫酸镁20～30g，溶于温开水中顿服，或洗胃后从胃管灌入。一般禁用油类导泻，以免促进脂溶性毒物的吸收。中枢神经系统严重抑制的昏迷患者，禁用硫酸镁导泻，因为镁离子对中枢神经系统有抑制作用。

④灌肠：除腐蚀性毒物中毒外，适用于口服中毒超过6小时以上、导泻无效者及抑制肠蠕动的药物（如巴比妥类、颠茄类、阿片类）。

方法：用1%的肥皂水5000ml，高位连续多次灌肠。

（2）清除皮肤、眼内及伤口的毒物：清洗皮肤和毛发；毒物溅入眼内，立即用清水冲洗20分钟以上；毒蛇咬伤者，应迅速捆扎伤口近心端，并彻底冲洗伤口及周围皮肤，清除伤口内可能存留的毒牙，反复冲洗，挤出伤口中残存的毒液。

（3）促进已吸收毒物的排出。

1）利尿：大量饮水或静脉输液（用5%葡萄糖生理盐水和5%葡萄糖交替使用，每小时200～400ml）可稀释毒物的浓度，增加尿量，加速毒物的排出。同时亦可用渗透性利尿剂如20%的甘露醇125～250ml，快速静脉点滴，或呋塞米20～40mg，静脉注射。

2）吸氧：一氧化碳中毒时，吸氧可促使碳氧血红蛋白离解，加速一氧化碳排出。高压氧治疗是一氧化碳中毒的特效疗法。

3）透析疗法：血液透析可用于清除水杨酸盐类、甲醇、茶碱、乙二醇、锂等。

血液灌流：血液流过装有活性炭或树脂的灌流柱，毒物被吸附后，血液再输回患者体内。此法能吸附脂溶性或与蛋白质结合的化学物，能清除血液中巴比妥类、百草枯（超早期）等。

第十节　急性强酸、强碱中毒

1. 病因

强酸中毒，多经口误服、呼吸道大量吸入酸雾、皮肤接触而致腐蚀性灼伤。

强碱类中毒多为直接溅洒于皮肤、黏膜、眼所致的刺激与强腐蚀、灼伤，误服也可中毒。强碱类由皮肤或消化道进入人体，经血液循环分布于全身，部分被中和和解毒，而吸收过量者可发生碱中毒。其大部分自肾排出，强碱较强酸更具腐蚀性，迅速吸收组织水分，溶解组织蛋白，皂化脂肪，损坏细胞膜结构，形成坏死性、深而不易愈合的溃疡。

2. 诊断要点

（1）强酸中毒：吞食强酸后，口腔、咽部、食管及胃肠等处黏膜发生水疱、溃烂和灼痛，并有恶心、呕吐、腹痛、便秘或腹泻等症状。呕吐物有酸味，含有血液和黏膜碎片。由于喉头痉挛或水肿，可致声音嘶哑、吞咽困难、窒息等。严重者可发生休克及胃穿孔。经口服大量强酸并吸收后，常发生重度酸中毒，出现呼吸困难、惊厥、昏迷等。部分病人有肝、肾损害，甚至发生肝坏死、尿毒症。吸入中毒主要表现为呼吸道刺激症状，如呛咳、胸闷、呼吸困难、青紫、咳出血性泡沫痰，同时有血压下降、体温升高，甚至发生喉痉挛、窒息死亡。皮肤接触则有局部灼伤、疼痛、红肿、坏死和溃疡等，大面积接触可有全身症状。

（2）强碱中毒：误服后导致口腔、咽部、食管及胃烧灼痛、腹部绞痛、流涎；呕吐带血的胃内容物，呈强碱性；排出血性黏液粪便。口、咽处可见糜烂创面，先为白色，后变为红色或棕色。重症有喉头水肿、窒息、肺水肿、休克、食管及胃穿孔。后期可致消化道狭窄。食入固体强碱时，口腔可无明显损伤，而食管与胃腐蚀很重。毒物吸收后，发生碱中毒，患者可有剧烈头痛、低钙性手足搐搦、昏迷等。其他可有肝、肾等内脏器官的损害，偶致急性肾功能衰竭。吸入中毒症状主要表现为剧烈咳嗽、呼吸困难、喉头水肿、肺水肿，甚至窒息。接触者主要为局部红肿、水泡、糜烂、溃疡等。

3. 急救与治疗措施

（1）强酸中毒治疗：强酸类中毒时，一般禁忌催吐和洗胃，以免加重食管和胃壁的损伤，引起胃穿孔。

立即选服 2.5% 氧化镁溶液或镁乳（75% 氢氧化镁混悬液）、石灰水的上清液（含 0.17% 氢氧化钙）、极稀的肥皂水、氢氧化铝凝胶、生蛋清、牛

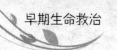

奶等。

忌用碳酸氢钠及碳酸钠（因可产生大量气体导致胃穿孔）。

口服植物油等以保护消化道黏膜。

应用抗生素预防创面感染。

静脉输液并加 1.6mol 乳酸钠等渗溶液以纠正脱水、酸中毒。

因草酸中毒发生手足搐搦症时，静脉缓注 10% 葡萄糖酸钙；因硝酸等中毒发生高铁血红蛋白血症时，应用适量亚甲蓝。

疼痛明显者可用吗啡或哌替啶等镇痛剂。必要时做气管切开术及胃造口术。

食管灼伤时，应给吞入丝线一根，一头固定于鼻外，另一头吞入胃中以减少粘连。

吸入中毒用 2% ~5% 碳酸氢钠溶液雾化吸入，皮肤损伤可用大量清水冲洗或用 4% 碳酸氢钠溶液冲洗，再以生理盐水洗净，并按灼伤治疗。

（2）强碱中毒治疗：对口服强碱中毒的病人，不可催吐及用导管洗胃，应立即内服弱酸溶液如食用醋、1% ~3% 醋酸、1% 稀盐酸、橘子汁或柠檬汁等（碳酸盐中毒时用清水稀释，忌用酸类，以免导致胃肠内充气引起穿孔）。

口服橄榄油或其他植物油，生蛋清水或牛奶。

适当输液，纠正脱水、碱中毒及休克等。有手足搐搦症时，静脉缓注 10% 葡萄糖酸钙溶液。口腔黏膜损害处可用大量清水冲洗，尽快稀释碱性物质。

皮肤灼伤可用洁净水冲洗，对 Ⅱ、Ⅲ 度灼伤，冲洗后用 2% 醋酸湿敷；眼部被泼洒时，迅速应用大量清水冲洗（不可用酸性液体以中和碱剂），并按眼灼伤处理。

其他为对症治疗和预防消化道狭窄的处理。

第十一节　急性药物中毒

一、阿片类

阿片类药物主要包括阿片、吗啡、可待因、复方樟脑酊和罂粟碱等，以吗啡为代表，吗啡对中枢神经系统作用为先兴奋后抑制，以抑制为主。长期应用阿片类药物可引起欣快症和成瘾性，过量服用可出现急性肺水肿，以致休克、瞳孔散大、呼吸麻痹而死亡。

1. 临床症状

轻度阿片类中毒主要表现为头痛、头晕、恶心、呕吐、兴奋或抑制。出现幻想、失去时间和空间感觉。

重度中毒者可出现昏迷、呼吸抑制、惊厥、牙关紧闭、角弓反张。

慢性中毒主要有食欲不振、便秘、消瘦、衰老和性功能减退等症状。

2. 辅助检查

尿常规；胃内容物检测。

3. 诊断依据

有过量应用本品病史；尿和胃内容物检测有阿片类药物存在及以上的各种中毒表现。

4. 抢救措施

口服中毒者应洗胃或催吐；如皮下注射吗啡过量，迅速用止血带扎紧注射部位上方，局部冷敷；尽早用阿片碱类解毒剂，如纳洛酮或纳洛芬；对症治疗，维持呼吸功能、保持呼吸道通畅。

二、巴比妥类

1. 临床表现

轻度中毒：嗜睡，但易唤醒，言语不清、感觉迟钝，有判断及定向力障碍，各种反射存在，体温、脉搏、呼吸、血压均正常。

中度中毒：沉睡，强力推动可唤醒，但并非全醒，不能答问，旋即进入昏迷状态。腱反射消失，呼吸稍慢但浅，血压正常，角膜反射、咽反射仍存在，可有唇、手指或眼球震颤。

重度中毒：深度昏迷，早期可能有四肢强直、腱反射亢进、踝阵挛等，后期则全身弛缓，各种反射消失，瞳孔对光反应存在，有时瞳孔散大，有时则缩小，呼吸浅慢、不规则或是潮式呼吸，可发生肺水肿（短效类中毒发生），后期因坠积性肺炎而呼吸困难更甚。脉搏细速、血压降低，严重者发生

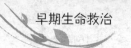

休克、尿少、氮质血症等，最终可因呼吸中枢麻痹、休克或长期昏迷并发肺部感染而死亡。

2. 诊断依据

有应用过量本品病史；采集患者血液、尿、胃内容物测定巴比妥盐有助于确诊；有的病例可见肝功能异常；有以上的各种中毒表现。

3. 抢救措施

（1）洗胃：立即用 1∶4000～1∶5000 高锰酸钾溶液或生理盐水、温开水反复洗胃。服药时间超过 4～6 小时者仍需洗胃。洗胃愈早、愈彻底愈好。昏迷病人洗胃应防止胃内容物反流进气管内引起窒息或吸入性肺炎。

（2）促进毒物排泄。

快速输液：静滴 5%～10% 葡萄糖溶液或生理盐水，24 小时输液量应达 2000～3000ml，心功能不全者应减少输液量。

利尿脱水：快速静滴 20% 甘露醇 250ml，15～20 分钟滴完，或于甘露醇中加入呋塞米 20～40mg 静滴。应注意及时补钾，并观察血清钾、钠和心功能的情况。

导泻：洗胃后由胃管注入硫酸钠 15～20g，或注入药用活性炭浮悬液，以促进毒物排泄。禁用硫酸镁，以避免镁离子吸收后加重中枢神经系统抑制。

血液透析：清除毒物效果比利尿剂大 15～30 倍，如无条件可行腹膜透析。

碱化尿液：静滴 5% 碳酸氢钠，维持尿液 pH 值为 7.8～8.0 时，可使毒物排出量增加 10 倍。

（3）中枢兴奋剂的应用：仅适用于重度中毒者、呼吸高度抑制者及昏迷患者。

贝美格（美解眠）：首选药物；50～100mg 加入生理盐水或葡萄糖溶液 100ml 静滴，每分钟 40～50 滴，直至呼吸改善，肌张力及反射恢复正常后减量或间断给药。

苯甲酸钠：0.25～0.5g 或尼可刹米 1～3ml，2～4 小时交替注射 1 次，苏醒后减半量至停药。

（4）防止并发症：肺部感染者应用青霉素，出现皮疹时应用抗组胺药物，休克者给予抗休克处理，并维持水、电解质平衡。

4. 注意事项

（1）应用巴比妥类药物应严格掌握剂量，防止过量而引起中毒反应。

（2）用药后应严密观察药物反应情况，一旦发生药物过量反应及早采取救治措施。

（3）恢复期仍应注意休息与饮食，应服保肝的药物。

三、苯二氮䓬类

1. 诊断要点

（1）有口服或注射药物过量史。

（2）根据中枢神经受抑制的表现，对可疑者注意搜集直接证据，包括中毒现场、中毒者衣袋等，并向中毒者的亲友设法了解患者最近的精神状态、平时常用的镇静催眠药物的名称、剂量、服毒时间、有无联合用药等。必要时，应留取中毒者的呕吐物、胃内容物、血和尿标本，用以鉴定和作毒物分析。

（3）血液、尿液、胃液中药物的定性及定量测定对诊断有参考意义。

（4）动脉血气分析、血氧饱和度监测可以了解呼吸抑制程度。

（5）血液生化检查，如血糖、天门冬酸转氨酶、尿素氮、肌酐、电解质等及心电监护可判断机体损害程度。

2. 抢救措施

清除毒物、密切监护，有特效解毒剂的应及时应用，维持多个受抑制器官的基本生理功能，直到机体通过多途径将药物全部代谢和排出体外。

彻底洗胃：这类药物中毒多能使胃排空延迟，故服毒时间超过 4 小时或更长，也应给予洗胃。一般首选 1∶5000 高锰酸钾溶液，也可以用生理盐水或温开水灌洗，每次入液 300～500ml，反复冲洗，直至洗出液完全澄清。

吸附、导泻：洗胃后由胃管注入活性炭悬液，对吸附各种镇静催眠药均有效；同时可注入 50% 硫酸钠溶液 40～60ml 导泻。需注意由于硫酸镁可被少量吸收而加重中枢神经抑制，故不宜用于本病的导泻。本类药物中毒者因中枢抑制、催吐效果不好，临床基本不用。

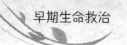

补液、强力利尿，碱化尿液：一般选用呋塞米和碳酸氢钠液，可促进毒物自肾排出，但对于非经肾脏排泄的药物则难达目的；对巴比妥类中毒效果好，对吩噻嗪类无效。

血液净化治疗：血液净化技术是清除已进入血循环内毒物的最好方法，应当机立断地进行。对本类药物中毒而言，有下列指征之一即可实施：①摄入药量已达致死量，且估计已被吸收；②中毒症状严重，中枢抑制症状逐渐加深；③伴有严重水、电解质和酸碱平衡紊乱；④心、肾功能衰竭。常用血液净化技术主要有三种：血液灌流（吸附型人工肾）、血液透析和腹膜透析，其中血液灌流效果最好，宜首选。

四、水杨酸类

1. 诊断要点

临床表现，多见症状为恶心、呕吐、腹痛、头痛、头晕、嗜睡、深长呼吸、耳鸣、耳聋及视觉障碍。重症中毒患者还可出现谵妄、幻觉、精神错乱、肌肉震颤直至发生惊厥、昏迷、休克及呼吸衰竭。对本品过敏的小儿可因用小量阿司匹林引起哮喘、咯血、呕血、皮疹、表皮坏死、紫癜、水肿或发生声门水肿和喉头痉挛。

2. 辅助检查

三氯化铁定性试验：将胃洗出液或尿放在试管内煮沸，冷却后加酸，然后加入数滴 5% ~ 10% 三氯化铁溶液，出现紫色转为紫红色，证明有水杨酸盐。

检测血中水杨酸盐水平：在服水杨酸盐 30 分钟后，即可测定其浓度，轻度中毒为 2.16 ~ 2.88mmol/L（30 ~ 40mg/L）；中度中毒为 2.88 ~ 4.32mmol/L；严重中毒为 4.32mmol/L 以上。

血液生化检查可见 CO_2 结合力大为降低，CO_2 分压及 pH 值降低，血糖下降（可有一过性上升）。

3. 抢救措施

（1）以 2% ~ 3% 碳酸氢钠溶液或温水洗胃、硫酸镁导泻。可口服氢氧化铝、硫糖铝混悬液保护胃黏膜。

（2）大量饮水或静脉输入足量的 5% 葡萄糖液。

（3）如有惊厥可静注或肌注地西泮（安定），慎用巴比妥类药物及水合氯醛，因能增加水杨酸盐对呼吸中枢的抑制，禁用吗啡。

（4）碱化尿液、促进水杨酸排泄：静滴 5% 碳酸氢钠，直至尿呈碱性为止。

（5）凝血酶原时间延长及出血时，可予大量维生素 K_1（50mg）静脉缓慢注射，以后用维生素 K_3（8mg，2 次/日）肌注维持。

（6）有条件时可考虑血液或腹膜透析，适应证为：①疑有肾功能障碍而药物排出率低者；②昏迷及出现呼吸、循环受抑制倾向时；③血中水杨酸浓度达 7.24mmol/L 以上；④经 3 小时强迫性碱利尿处理，未达预期疗效。

五、抗精神病药物

1. 诊断要点

临床表现，由于该类药物治疗剂量的安全范围很大，每日量可小至 20 ~ 30mg，大剂量可达 1 ~ 2g，因此过量引起的致死性中毒反不多见，而疗程中的副作用则较多。

最常见的为锥体外系反应，临床可见有震颤麻痹综合征、静坐不能和急性张力障碍反应（例如斜颈、吞咽困难、牙关紧闭等）。

2. 辅助检查

实验室检查：检查血电解质、肾功能、葡萄糖、血气分析、尿样加氯化高铁—硫酸试液：如有紫色反应者为氯丙嗪中毒。行毒物定性、定量分析。

心电图：常可发 Q - T、QRS 延长、ST - T 改变、传导异常。

必要的影像学检查。

3. 抢救措施

本类药物尚无特效解毒剂，治疗以对症及支持为主。

（1）中枢神经系统抑制较重时可用苯丙胺、苯甲酸钠咖啡因等。

（2）如进入昏迷状态，可用盐酸哌甲酯（40 ~ 100mg）肌注，必要时每 0.5 ~ 1 小时重复应用，直至苏醒。

（3）如有震颤麻痹综合征可选用盐酸苯海索（安坦）、氢溴酸东莨菪碱等，若有肌肉痉挛及张力障碍，可用苯海拉明 25～50mg 口服或肌注 20～40mg。

（4）应积极补充血容量，以提高血压。拟交感神经药物很少需用，必要时可考虑重酒石酸间羟胺及盐酸去氧肾上腺素（新福林）等 α 受体激动剂。至于 β 受体激动剂如异丙基肾上腺素及多巴胺，即使小剂量，也应避免应用，否则可加重低血压（因周围 β 肾上腺素能有血管扩张作用）。

（5）用利多卡因纠正心律不齐最为适当。

六、抗抑郁症药物

1. 诊断要点

临床表现，本类药物的毒性较小，但有若干副作用，如发生躁狂状态、锥体外系及自主神经失调症状。由于这类药物的抗胆碱能作用，故在中毒陷入昏迷前常见兴奋激动、体温升高、肌阵挛或癫痫样发作。在心血管的毒性作用方面，血压先升高然后降低、心肌损害、心律失常、突然虚脱甚至心搏停止。严重者可致死亡。心律失常以室上性为多，由于本类药物有奎尼丁样作用，有时可发生室性早搏、室性心动过速甚至室性颤动并伴有传导阻滞。严重中毒时，血液药物浓度可高达 10g/L。

2. 辅助检查

呕吐物、胃液、血液均可测定出三环类抗抑郁药物浓度。

3. 抢救措施

因具有抗胆碱能作用，本类药物在胃内排空较延迟、在肠内吸收也缓慢。即使口服已在 4 小时以上，仍应争取洗胃灌肠以排毒。有心律失常者应在心脏监护下严密观察。水杨酸毒扁豆碱可对抗三环类抗忧郁药的中枢及周围抗胆碱能反应，但易诱发癫痫或严重心动过缓型心律失常，甚至停搏。因而对严重室性心律失常者以静脉注射利多卡因为好，首次 50～75mg 静注，随后用 1～4mg/min 静滴。此外，盐酸普萘洛尔（心得安）或托西酸溴苄铵也可应用。有时静滴重碳酸钠对三环类抗忧郁药引起的心律失常也偶尔有效，原因不明。可用晶体或胶体溶液静脉滴注扩容，以纠正低血压。拟交感神经药物应尽量避免。必要时可用重酒石酸去甲肾上腺素，该药主要兴奋 α 受体，具有很强的血管收缩作用，而对心脏影响较少。癫痫可用苯妥英钠治疗，但应避免地西泮（安定）及巴比妥类药物，后两者有中枢神经和呼吸的抑制作用。三环类抗忧郁药高度与蛋白质结合，而且水溶性差，因而强力利尿及血透析的排毒效果都不理想，对严重中毒伴有难治性低血压可用药用炭血液灌洗。

七、急性海洛因中毒

1. 诊断要点

临床表现，急性中毒与吗啡基本相同，但非心源性肺水肿和心律失常更常见，可引起猝死。

中毒的主要症状：瞳孔缩小如针孔、皮肤冷而发黑、呼吸极慢、深度昏迷、呼吸中枢麻痹、衰竭而致命。

海洛因吸毒者极易发生皮肤细菌的感染，如脓肿、败血症、破伤风、肝炎、艾滋病等，甚至会因急性中毒而死亡。

海洛因的戒断症状一般表现为焦虑、烦躁不安、易激动、流泪、周身酸痛、失眠、起"鸡皮疙瘩"、有灼热感、呕吐、喉头梗死、腹部及其他肌肉痉挛、失水等。

还出现神经质、精神亢奋、全身性肌肉抽搐、大量发汗或发冷，男性还会出现自发性的阴茎勃起甚至射精或二者兼而有之。

2. 抢救措施

一旦诊断明确，应立即应用纳洛酮，不要延误。及早、迅速、足量应用纳洛酮，能迅速逆转海洛因对呼吸中枢的抑制，抢救成功率较高。治疗过程中必须密切注意观察生命体征，重点观察呼吸、心肺功能、脑水肿等症状表现，并注意防治。

一般海洛因急性中毒处理原则：①立即给氧，氧流量 5L/min，并保持呼吸道通畅，必要时气管内插管给氧；②迅速建立两条静脉通道，纠正水、电解质紊乱和维持酸碱平衡，海洛因中毒患者酸中毒较深，应早期使用碱性药物，使用呋塞米以利尿和加速海洛因代谢产物排出；③合理使用呼吸兴奋剂；④合理使用糖皮质激素及脱水剂；⑤保护肾功能及留置导尿管，观察尿量；⑥对并发心律不齐、肺水肿、脑水肿、急性肾功能衰竭者，按有关临床急救

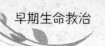

措施处理；⑦及时处理其他合并症。

海洛因急性中毒并呼吸停止者立即行心肺复苏；保持呼吸道通畅，必要时气管插管、呼吸机辅助呼吸；快速建立静脉通道，首次静推纳洛酮 0.4 ~ 1.6mg（平均 0.8 ~ 1.2mg），必要时 5 ~ 15 分钟重复一次，输液中可用纳洛酮 1.2mg + 10% 葡萄糖液 250ml 持续静滴，30 分钟滴完，总量 0.4 ~ 7.2mg；对心源性肺水肿患者，用呋塞米 20mg + 毛花苷 C 0.4mg、地塞米松 10mg 静推，无缓解者加用东莨菪碱 0.3 ~ 0.9mg 静滴，30 分钟后重复 1 ~ 3 次。同时配合呼吸兴奋剂。

八、急性农药中毒——有机磷中毒

1. 诊断要点

潜伏期：按农药品种及浓度、吸收途径及机体状况而异。一般经皮肤吸收多在 2 ~ 6 小时发病；呼吸道吸入或口服后多在 10 分钟至 2 小时发病。

发病症状：各种途径吸收致中毒的表现基本相似，但首发症状可有所不同。如经皮肤吸收为主时常先出现多汗、流涎、烦躁不安等；经口中毒时常先出现恶心、呕吐、腹痛等症状；呼吸道吸入引起中毒时视物模糊及呼吸困难等症状可较快发生。

2. 中毒分级

轻度中毒：有头晕、头痛、恶心、呕吐、多汗、胸闷、视物模糊、无力等症状，瞳孔可能缩小。全血胆碱酯酶活性一般为 50% ~ 70%。

中度中毒：除上述症状加重外尚有肌束颤动、瞳孔缩小、轻度呼吸困难、流涎、腹痛、腹泻、步态蹒跚、意识清醒或模糊。全血胆碱酯酶活性一般在 30% ~ 50%。

重度中毒：除上述症状外，尚有肺水肿、昏迷、呼吸麻痹或脑水肿。全血胆碱酯酶活性一般在 30% 以下。

迟发性猝死：在乐果、敌百虫等严重中毒恢复期，可发生突然死亡。常发生于中毒后 3 ~ 15 日，多见于口服中毒者。

3. 抢救措施

过量接触者立即脱离现场，至空气新鲜处。皮肤污染时立即用大量清水或肥皂水冲洗，眼污染时用清水冲洗，口服者洗胃后留置胃管，以便农药反流时可再次清洗，如口服乐果后宜留置胃管 2~3 日，定时清洗，无法用胃管洗胃时可作胃造瘘置管洗胃。

有轻度毒蕈碱样、烟碱样或中枢神经系统症状，全血胆碱酯酶活性正常者；无明显症状，全血胆碱酯酶活性 70% 以下者或接触量大者，均应观察 24~72 小时，及时处理。

特效解毒剂：阿托品、胆碱酯酶复能剂、含抗胆碱剂和复能剂的复方注射液。

九、急性农药中毒——拟除虫菊酯类中毒

1. 诊断要点

有溴氰菊酯（敌杀死）、氰戊菊酯（速灭杀丁）、氯氰菊酯（兴棉宝灭百可安绿宝）、二氯苯醚菊酯、氟氯氰菊酯等。

皮肤黏膜反应：接触后迅速出现瘙痒、烧灼感、紧缩感，少数有打喷嚏、流泪、眼睑红肿、眼结膜充血、畏光及红色丘疹或大疱样的皮肤损害，多见于面颊部。胸部和暴露部位的皮疹，出汗或遇热水时。皮疹在停止接触以后消失，大疱疹需 3 日自愈。

2. 急性中毒分级

轻度：喷洒药后发病，常见有头疼、头晕、恶心、呕吐、食欲不振、全身乏力、视力模糊。经消化道中毒者，可有上腹部灼痛，体检无阳性发现。

中度：除上述外，尚有嗜睡、流涎、胸闷、四肢肌肉震颤、抽搐、心律失常和肺部干啰音。

重度：有四肢痉挛、角弓反张、呼吸、肺水肿、发绀和昏迷。

3. 辅助检查

中毒后 12 小时内全血胆碱酯酶活力轻、中度降低。呕吐物或清洗液中可测到相应毒物。

4. 抢救措施

（1）清除药液污染：皮肤污染用清水或肥皂水清洗，洗胃用 2% 碳酸氢

钠溶液。

（2）镇静和解痉：选用地西泮 5～10mg 或苯妥英钠 0.1～0.2g 肌内注射。

（3）对症：无特效解毒药，只能对症治疗。对躁动不安、抽搐、惊厥者可用地西泮 10～20mg 肌注或静注；或用镇静剂苯巴比妥钠 0.1～0.2g 肌注；必要时 4～6h 重复使用一次；对流口水多者可用阿托品抑制唾液分泌；对呼吸困难者，应给予吸氧，还应注意保持呼吸道畅通；对脑水肿者可用 20% 甘露醇或 25% 山梨醇 250ml 静滴或静注；或用地塞米松 10～20ml 或氢化可的松 200mg 加入 10% 葡萄糖溶液 100～200ml 静滴。

十、急性农药中毒——氨基甲酸酯类中毒

1. 诊断要点

用作农药的杀虫剂、除草剂、杀菌剂。

与轻度有机磷农药中毒相似，但一般较轻，以毒蕈碱样症状为明显，可出现头昏、头痛、乏力、恶心、呕吐、流涎、多汗及瞳孔缩小，血液胆碱酯酶活性轻度受抑制，因此一般病情较轻，病程较短，复原较快。大量经口中毒严重时可发生肺水肿、脑水肿、昏迷和呼吸抑制。中毒后不发生迟发性周围神经病。

2. 辅助检查

中毒后 12 小时内全血胆碱酯酶活力轻、中度降低。呕吐物或清洗液中可测到相应毒物。

3. 抢救措施

与轻度有机磷农药中毒相同。阿托品为治疗氨基甲酸酯类农药中毒首选药物，疗效极佳，能迅速控制由胆碱酯酶受抑制所引起的症状和体征，以采用常规用量（0.5～1mg）口服或肌注为宜，不必应用过大剂量。由于氨基甲酸酯类农药在体内代谢迅速，胆碱酯酶活性恢复很快，肟类胆碱酯酶复能剂需要性不大；有些氨基甲酸酯类农药（如急性西维因）中毒，使用肟类胆碱酯酶复能剂反会增强毒性和抑制胆碱酯酶活性，影响阿托品治疗效果，故氨基甲酸酯类农药中毒一般不使用肟类胆碱酯酶复能剂治疗。如系氨基甲酸酯类农药和有机磷农药混合中毒，可先用阿托品，在中毒一段时间后，可酌情

适量使用胆碱酯酶复能剂。

十一、急性农药中毒－甲脒类中毒

1. 诊断要点

主要品种有杀虫脒、双甲脒、螟蛉畏、去甲杀虫脒等。以嗜睡、发绀、出血性膀胱炎三大症候群为主。

神经系统症状：头痛、头晕、乏力、反应迟钝、神志恍惚、四肢麻木、步态不稳、感觉减退，以嗜睡最为突出。严重者，可发生脑水肿、颅内压增高等中毒性脑病的症状和体征，表现为病人迅速昏迷、呼吸暂停、叹息样呼吸；瞳孔忽大忽小和不等大；有时发生抽搐或去大脑强直。

发绀：程度与剂量成正比，严重时肢端成灰蓝色。

泌尿系统症状：中毒后 1 ~ 2 小时至 2 日内出现腰痛、尿急、尿痛、尿频、酱油色尿、血尿等泌尿道刺激症状。

其他症状：心率减慢、血压下降、皮肤接触部位有烧灼感、溶血性贫血、中毒性心肌炎、中毒性肝炎等。

2. 抢救措施

（1）经皮肤和呼吸道中毒者，须脱离现场，用肥皂水和清水将体表冲洗干净。

（2）经口服而中毒者，应用 1：2000 高锰酸钾溶液或 4% 碳酸氢钠溶液洗胃后用硫酸钠导泻，同时给氧。

（3）解除高铁血红蛋白血症。①轻度中毒：静脉注射维生素 C，每天 6 ~ 10g，每次 1 ~ 2g，加入葡萄糖注射液中；②严重中毒，伴全身发绀者：立即给予亚甲蓝注射液，每次 1 ~ 2m/kg 加到 50% 葡萄糖溶液 20ml 缓慢注射，4 ~ 6 小时后可重复或减量使用，直至发绀消失、呼吸困难改善为止。

（4）对出血性膀胱炎的处理可用酚磺乙胺（止血敏）、卡巴克洛（安络血）等。口服或静脉注射碳酸氢钠以碱化尿液。在心功能良好和无脑水肿、肺水肿的情况下，可大量输入葡萄糖和葡萄糖盐水，促使毒物排泄。严重患者可做腹膜透析。

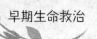

十二、急性农药中毒——杀鼠剂中毒

1. 诊断要点

常用的杀鼠剂有磷化锌、敌鼠及华法林等。杀鼠剂可分为四类：有机氟类、磷化锌类、毒鼠磷类和氰化物类。杀鼠剂中毒主要是见于幼儿误食或自杀口服等情况。磷化锌对消化道有很强的腐蚀性，敌鼠和华法林主要影响血液系统。

2. 临床表现

敌鼠和华法林中毒：可出现恶心、呕吐、鼻出血、紫癜、呕血、便血、咯血等。

磷化锌中毒：可出现恶心、呕吐、呕血、休克、昏迷等。

3. 辅助检查

胃内容物检查：胃内容物检出杀鼠剂。

4. 抢救措施

（1）迅速彻底清除毒物，常采用催吐、洗胃、导泻、利尿等方法。在毒物成分未明之前，要用清水洗胃、用甘露醇粉导泻。

（2）对症治疗，保持呼吸通畅、给氧。

（3）预防感染。

十三、急性农药中毒——百草枯中毒

1. 诊断要点

皮肤接触可引起局部炎症、红斑、起疱、溃疡坏死等表现。

（1）眼接触后出现刺激症状：结膜、角膜灼伤。

（2）喷洒百草枯时呼吸道接触致使中毒，可有呼吸道刺激症状或当时肺部损害并不显著。

（3）口服中毒，可有剧烈呕吐，口腔、咽部及食管、胃有烧灼感。随之黏膜红肿、疼痛、形成溃烂并出现腹泻、便血等。

（4）经口、皮肤或吸入引起的急性中毒，其全身症状与病情进展均相似。中毒症状最明显的是肺部表现：轻者胸痛、咳嗽、气急；重者呼吸窘迫、发绀；严重呼吸困难、肺水肿直至呼吸衰竭而死亡。

（5）较重的病人可出现中毒性肝炎、心肌炎或急性肾功能衰竭，个别病人出现高铁血红蛋白血症。

2. 辅助检查

外周血白细胞计数明显升高；血、尿中可检出百草枯；肺泡/肺动脉 PaO_2 差增大；重度低氧血症。

肺部 X 线检查中毒早期（3 日至 1 周），主要为肺纹理增多，肺间质炎性变，可见点、片状阴影，肺部透亮度减低或呈毛玻璃状。中期（1~2 周），出现肺实变或大片实变，同时出现部分肺纤维化。后期（2 周后）出现肺纤维化及肺不张。

3. 抢救措施

本病无特殊救治方法，减少百草枯吸收、加速排泄及消除化学性炎性损害是其主要治疗手段，处理宜快，6 小时内处理可明显降低死亡率。

十四、窒息性毒物中毒—— 一氧化碳中毒

1. 诊断要点

根据病史及症状可以确诊。有造成一氧化碳中毒的环境，如燃烧、浓烟等，且缺乏良好的通风设备。伤员有头痛、心悸、恶心、呕吐、全身乏力、昏厥等症状体征，重者昏迷、抽搐，甚至死亡。

2. 一氧化碳中毒检查法

（1）血液呈樱桃红色。

（2）取血一滴加至一杯水中呈微红色（正常人为黄色）。

（3）取血数滴加水 10ml，加 10% 氢氧化钠数滴，呈粉红色（正常人的血呈绿色）。

3. 治疗原则

院前治疗：立即将病人移到空气新鲜的地方，松解衣服，但要注意保暖。对呼吸、心跳停止者立即行人工呼吸和胸外心脏按压，并肌注呼吸兴奋剂或二甲氟林等，同时给氧。

后续治疗：

（1）纠正缺氧改善组织代谢，可采用面罩鼻管或高压给氧，应用细胞色素 C 15mg（用药前需做过敏试验）、辅酶 A 50U、ATP 20mg，静滴以改善组织代谢。

（2）减轻组织反应可用地塞米松 10～30mg（静滴，每日 1 次）。

（3）高热或抽搐者用冬眠疗法，脑水肿者用甘露醇或高渗葡萄糖溶液进行脱水等。

（4）严重者可考虑输血或换血，使组织能得到氧合血红蛋白，尽早纠正缺氧状态。

十五、窒息性毒物中毒——氰化物中毒

1. 诊断要点

主要靠病史及吐出物中查见毒物残渣、病人呼气中有时可有杏仁味，可助诊断。对疑为氰化物中毒时，可用特效解毒剂作诊断性治疗。氰化物中毒的即刻诊断比较困难，必须根据接触史、高阴离子间歇性代酸和顽固性低氧血症综合考虑。

2. 治疗原则

一般处理：催吐，洗胃可用 1∶2000 高锰酸钾、5% 硫代硫酸钠或 1%～3% 过氧化氢溶液。口服拮抗剂、保持体温、尽早供氧、解痉，给呼吸兴奋剂以及在必要时持续人工呼吸直至呼吸恢复为止。同时进行静脉输液、维持血压等对症治疗。一旦确诊应尽快应用特效解毒药。

特效解毒药有①硫代硫酸钠：是利用其中之硫与 CN^- 结合成无毒的硫氰化物，由肾脏排出。②亚硝酸盐类：是使血红蛋白转变为高铁血红蛋白，从而夺取 CN^- 形成氰化高铁血红蛋白，减少 CN^- 与细胞色素氧化酶的结合，恢复细胞呼吸，起到缓解中毒的作用。由于氰化高铁血红蛋白仍将解离，放出 CN^-。若中毒不重，陆续解离出的 CN^- 可被机体自身转变为无毒的硫氰化物，排出体外；若中毒较重，仍需再用硫代硫酸钠。③亚甲蓝：大剂量注射亦可使血红蛋白转变为高铁血红蛋白，且亚甲蓝含硫原子，故有解毒作用。④含钴的化合物：钴与氰离子生成无毒的氰钴化物，且钴与氰的亲合力大于细胞色素氧化酶与氰的亲合力，所以含钴的化合物如羟钴胺［与氰生成氰钴胺即

维生素（CO₂EDTA）]、氯化钴也是氰酸中毒的有效解毒剂。

轻度中毒时：应用亚硝酸钠、硫代硫酸钠或亚甲蓝三者中任何一种均可（剂量、用法及注意事项见下）。也可用羟钴胺、氯化钴。

重度中毒时：为了争取时间，应立即给吸入亚硝酸戊酯，将安瓿包于纱布内压碎，每隔 1～2min 吸 15～30s，此时尽快配制 1% 亚硝酸钠溶液依年龄大小用 10～25ml（或 10m/kg），由静脉每分钟注入 3～5ml（注射时应有肾上腺素在旁，密切注意血压，如血压下降即肌注肾上腺素，血压明显下降时应暂停注亚硝酸钠）。或用 1% 亚甲蓝每次 10mg/kg（即每次 1% 溶液 1ml/kg），加 25%～50% 葡萄糖 20ml 静脉注射，注射时观察口唇，出现暗紫发绀即可停药。然后再用 25% 硫代硫酸钠按每次 0.25～0.5g/kg，于 10～20min 内静脉缓慢注入。注射后如果氰中毒症状未消或以后症状反复，可重复上述药物一次，剂量减半。

注意事项：亚硝酸钠、亚甲蓝和硫代硫酸钠用量过大都可引起中毒，注射时应格外细心，严密观察病人，防止过量中毒。

十六、窒息性毒物中毒 - 硫化氢

1. 诊断要点

有明确的硫化氢接触史：患者的衣着和呼气有臭蛋气味可作为接触指标。事故现场可产生或测得硫化氢。患者在发病前闻到臭蛋气味可作参考。

临床特点：出现上述脑和（或）呼吸系统损害为主的临床表现。

实验室检查：目前尚无特异性实验室检查指标。

2. 治疗原则

现场抢救极为重要。因空气中硫化氢浓度极高时常在现场引起多人电击样死亡，如能及时抢救可降低死亡率，减少转院人数减轻病情。应立即使患者脱离现场至空气新鲜处。有条件时立即给予吸氧。现场抢救人员应有自救、互救知识，以防抢救者进入现场后自身中毒。

维持生命体征。对呼吸或心脏骤停者应立即施行心肺脑复苏术。对在事故现场发生呼吸骤停者如能及时施行人工呼吸，则可避免随之而发生心脏骤停。在施行口对口人工呼吸时施行者应防止吸入患者的呼出气或衣服内逸出

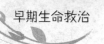

的硫化氢，以免发生二次中毒。

以对症、支持治疗为主。高压氧治疗对加速昏迷的复苏和防治脑水肿有重要作用，凡昏迷患者，不论是否已复苏，均应尽快给予高压氧治疗，但需配合综合治疗。对中毒症状明者需早期、足量、短程给予肾上腺糖皮质激素，有利于防治脑水肿、肺水肿和心肌损害。控制抽搐及防治脑水肿和肺水肿。较重患者需进行心电监护及心肌酶谱测定，以便及时发现病情变化，及时处理。对有眼刺激症状者，立即用清水冲洗，对症处理。

第十二节　败血症

1. 诊断

主诉，有外伤或感染病史伴高热、皮疹；急性热病容、T > 39℃、有感染性疾病或感染灶，而未经抗感染治疗者。

2. 处理

（1）卧床休息。

（2）解热治疗。

（3）静脉补充水和电解质。

（4）维持酸碱平衡。

3. 辅助检查

血常规；血培养＋药敏；对脓液、脑脊液、胸水、腹水、瘀点等做涂片检查或培养；尿常规；尿培养＋药敏；胸部 X 线检查；B 超检查。

4. 治疗

（1）在实验室药敏结果出来前，根据经验选用 2 种抗生素联合。

（2）在实验室药敏结果出来后，选用敏感抗生素。

（3）肾上腺皮质激素。

（4）必要时输全血、血浆、清蛋白。

（5）病灶处理。

（6）外科切开引流。

（7）外科手术治疗。

5. 健康教育

（1）安慰病人或家属，帮助其消除焦虑、恐惧心理。

（2）解释病情，讲解治疗方案。

（3）指导病人多饮水，促进毒素排泄。

（4）直到病人或家属出汗过多时，应及时更换内衣，防止受凉感冒。

（5）需要输血及手术时，应向家属解释，征得同意后，签订知情同意书。

第十三节　破伤风

1. 概念

破伤风是破伤风杆菌在化脓菌感染的伤口中繁殖产生外毒素引起的中枢神经系统暂时性功能性改变。

2. 症状

临床表现为全身骨骼肌持续性强直和阵发性痉挛，严重者可发生喉痉挛窒息、肺部感染和衰竭。破伤风杆菌侵入伤口后，在低氧条件下（破伤风杆菌是专性厌氧菌）就能在局部迅速繁殖而产生毒素。

3. 现场急救措施

正确处理伤口。彻底的伤口处理，恰当地控制肌肉痉挛而防止喉痉挛，以及有效地控制肺部感染最为重要。对于一般小的伤口，可先用自来水或井水把伤口外面的泥、灰冲洗干净。有条件的，可在伤口涂上碘酒等消毒药水，然后在伤口上盖一块干净的布，轻轻包扎后再到医院进一步治疗。对于一些大的伤口，可先用干净的布压住伤口，然后迅速去医院治疗。

注射预防针。破伤风抗血清（TAT）剂量现多主张不必过大，一般用2万~10万U，静脉滴注或肌内注射。用前应先作皮试，以避免异种血清过敏反应。如皮试阳性，则进行脱敏注射法。以抗血清1∶20稀释开始，0.1ml皮下注射。以后每次注射间隔20min，抗血清稀释及注射方法依次为1∶10稀释0.1ml皮下注射；1∶1稀释0.1ml皮下注射；不稀释0.2ml肌内注射；不稀释

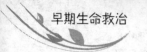

0.5ml 肌注；最后一次将余量全部注射，共 6 次注射完毕。近年推荐用破伤风免疫球蛋白（人破伤风免疫球蛋白，HTIG）初步报道效果优于 TAT，在血中维持时间较长，可避免异种血清反应。常用量为 3000U，分次多部位肌内注射。

4. 抗生素应用

破伤风梭菌繁殖体对青霉素敏感，常用剂量为给予青霉素 160 万～240 万 U/d，分次肌内注射。如患者对青霉素过敏，或合并肺部感染和伤口感染严重，则应换用或根据细菌培养药敏试验结果选用其他抗生素，单用或联合应用。

5. 对症治疗

镇静剂和肌肉松弛剂：常用量为氯丙嗪每次 25～50mg，地西泮每次 10～20mg，每 4～6h 交替应用。为减少患者刺激，最好加入 250ml 葡萄糖注射液或葡萄糖盐水中持续静脉滴注。重型破伤风发生频繁肌痉挛，严重影响患者呼吸，造成缺氧并极易导致脑水肿昏迷和严重肺部感染，甚至呼吸衰竭。可采用 0.25% 硫喷妥钠缓慢静脉推注，但仅能暂时控制严重的频繁痉挛。有条件最好采用筒箭毒碱 10～30mg，肌内注射或静脉滴注，可达到全身骨骼肌暂时麻痹而控制痉挛。

气管切开术：控制阵发性肌痉挛的目的是预防喉痉挛发作引起窒息，以及减轻吸入性肺部感染。如患者病情重，进展迅速，则常需紧急气管切开以预防或处理喉痉挛。

第十四节　炭　疽

1. 概念

由炭疽杆菌所致的人畜共患传染病。原系食草动物（羊、牛、马等）的传染病，人因接触这些病畜及其产品或食用病畜的肉类而被感染。

2. 症状

临床上主要表现为局部皮肤坏死及特异的黑痂，或表现为肺部、肠道及脑膜的急性感染，有时伴有炭疽杆菌性败血症。少数病例局部无黑痂形成而呈大块状水肿（即恶性水肿），其扩展迅速，可致大片坏死，多见于眼睑、颈、大腿及手等组织疏松处。全身症状严重，若贻误治疗，预后不良。

3. 现场急救措施

应严密隔离，卧床休息。污染物或排泄物严格消毒或焚毁。多饮水及予以流食或半流食，对呕吐、腹泻或进食不足者给予适量静脉补液。对有出血、休克和神经系统症状者，应给予相应处理。对皮肤恶性水肿和重症患者，可应用肾上腺皮质激素，对控制局部水肿的发展及减轻毒血症有效，每日氢化可的松 100～300mg，分次静点。

皮肤病灶切忌按压及外科手术，以防败血症发生。局部用 1：2000 高锰酸钾液洗涤，并敷以抗生素软膏。

青霉素为首选抗生素。皮肤炭疽成人青霉素用量为 160～400 万 U，分次肌注，疗程 7～10 日。对肺炭疽、肠炭疽及脑膜炭疽或并发败血症者，青霉素每日 1000 万～2000 万 U 静脉滴注，并同时合用链霉素（每日 1～2g）或庆大霉素（每日 16～24 万 U）或卡那霉素（每日 1～1.5g），疗程在 2～3 周以上。单纯皮肤炭疽亦可用四环素（每日 1.5～2g）或多西环素（每日 0.3～0.5g）或红霉素（每日 1.5～2g）口服或静滴。

抗炭疽血清目前已不用。重症病例可与青霉素联合治疗，第 1 日 80ml，第 2、3 日各 20～50ml，肌注或静滴，应用前须作皮试。

第十五节 鼠 疫

1. 概念

鼠疫是一种病情极为凶险的传染病，是自然疫源性疾病。鼠疫是鼠疫耶尔森菌引起的烈性传染病，主要流行于鼠类和其他啮齿动物。人间主要通过带菌的鼠蚤为媒介，经人的皮肤传入引起腺鼠疫；经呼吸道传入发生肺鼠疫，均可发展为败血症。

2. 症状

突然发病，高热，白细胞剧增，在未用抗菌药物（青霉素无效）情况下，病情在 24h 内迅速恶化并具有下列症候群之一者：

（1）急性淋巴结炎，肿胀，剧烈疼痛并出现强迫体位。

（2）出现重度毒血症、休克症候群而无明显淋巴结肿胀。

（3）咳嗽、胸痛、咯痰带血或咯血。

（4）重症结膜炎并有严重的上下眼睑水肿。

（5）血性腹泻并有重症腹痛、高热及休克症候群。

（6）皮肤出现剧痛性红色丘疹，其后逐渐隆起，形成血性水泡，周边呈灰黑色，基底坚硬。水泡破溃，创面也呈灰黑色。

（7）剧烈头痛、昏睡、颈部强直、谵语妄动、脑压高、脑脊液浊浑。

3. 现场急救措施

严格隔离消毒患者。病区内必须做到无鼠无蚤。入院时对病人做好卫生处理（更衣、灭蚤及消毒）。病区定期进行消毒，病人排泄物和分泌物应彻底消毒。

饮食与补液，急性期应给流质饮食，或给予葡萄糖和生理盐水静脉滴注，以利毒素排泄。

早期、联合、足量、应用敏感的抗菌药物。链霉素，成人 0.5/次（首剂加倍），im，q4h，1~2 天后改为 q6h。疗程一般 7~10 天。庆大霉素，成人 8 万 U/次，im/iv，每日 2~3 次，疗程 7~10 天。四环素，成人每日 2g，分 4 次口服或静脉滴注，好转后减量，疗程 7~10 天。

氯霉素，成人每日 3~4g，分次静脉滴入或口服，退热后减半，疗程 5~6 天，对脑膜型鼠疫尤为适宜，对小儿及孕妇慎用。

4. 对症治疗

（1）烦躁不安或疼痛，镇静止痛。

（2）心衰或休克，强心和抗休克。

（3）DIC，肝素抗凝，综合治疗。

（4）中毒症状严重，可适当使用肾上腺皮质激素。

（5）腺鼠疫淋巴结肿，一般不需局部处理，已软化者可切开排脓。

（6）结膜炎：四环素、氯霉素眼药水。

第十六节　虫兽咬伤（高原蝮蛇）

1. 概念

我国蛇类有 160 余种，其中毒蛇约有 50 余种，有剧毒、危害巨大的有 10 种，如大眼镜蛇、金环蛇、眼镜蛇、五步蛇、银环蛇、蝰蛇、腹蛇、竹叶青、烙铁头、海蛇等，咬伤后能致人死亡。这些毒蛇夏秋常在南方森林、山区、草地中出现，当人经过时易被毒蛇咬伤。毒蛇的头多呈三角形，颈部较细，尾部短粗，色斑鲜艳，咬人时嘴张得很大，牙齿较长。毒蛇咬伤部常留两排深而粗的牙痕。无法判定是否毒蛇咬伤时，按毒蛇咬伤急救。

2. 症状

被咬伤的病人除局部出现肿胀、疼痛外；神经性蛇毒，常发生畏寒、眼睑下垂、颈项牵引感，当然更重要的是引起呼吸困难如双吸气、屏气、点头状或鱼口样呼吸等。呼吸麻痹是早期死亡的主要原因。

3. 现场急救措施

用绳索、手帕、植物藤、布带将伤口的近心端 5 厘米处捆住，以防毒素继续在体内扩散。每隔 15～20 分钟松带子 1～2 分钟，以防肢体缺血坏死。

用井水、泉水、茶水、自来水或 1∶5000 高锰酸钾溶液反复冲洗伤口，同时在伤口上作多个"十"字小切口以便排毒。接着用火罐、吸奶器、吸引器将毒汁吸出。紧急时用嘴对伤口吸吮毒汁出来，急救者吸吮后立即吐出，将口嗽干净。急救者有口腔溃疡时禁用此法。

就医后立即使用解毒药。抗蛇毒血清治疗法，效果非常好，地塞米松注射，可减少或减轻过敏反应的发生。补液、抗感染、预防破伤风，抗生素常规应用。

急救中忌用药：如吗啡、氯丙嗪、巴比妥类等中枢抑制药和横纹肌抑制药等。

第十一章
生命早期救治技术

第一节　气道管理技术

呼吸道是气体进出肺的必经之道，保持呼吸道通畅是进行有效通气的前提。各类呼吸道阻塞和呼吸道高敏感反应都造成气体运输障碍，影响肺内气体正常交换。若不及时处理，将导致缺氧和二氧化碳蓄积。气道管理不当是危重病人死亡的主要原因之一，气道管理是采取必要的方式，保障病人的氧供。

气道管理的基本目的是保证通气氧合，气道开放，气管保护和灌洗。

一、手法开放通道

病人取仰卧位，双手平放于身体两侧。操作者站在病人头前，双手食指放在病人下颌角处，向前向上将下颌角提起，使病人的下牙槽平面高于上牙槽平面。

二、口咽通气道

口咽通气道通常由橡胶或塑料制成，亦可用金属或其他弹性材料制成。口咽通气道的结构主要包括以下几个部分：翼缘、牙垫部分和咽弯曲部分。

口咽通气道的插入方法有两种：舌拉钩或压舌板法和反向插入法。舌拉钩或压舌板法指在舌拉钩或压舌板协助下将口咽通气道插入正确的位置，是临床插入口咽通气道的最常用方法。

三、鼻咽通气道

鼻咽通气道是用于解除从鼻至下咽段的呼吸道梗阻。由于其对咽喉部的刺激性较口咽通气道小，因而清醒、半清醒和浅麻醉病人更易耐受。鼻咽通气道常由塑料或软橡胶制成，其外形极类似于近端带有翼缘的短鼻气管导管。鼻咽通气道的鼻端有一翼缘或可移去的圆盘，以防止其意外性进入鼻腔内。

操·作·要·点

（1）插入前认真检查患者的鼻腔，确定其大小和形状、是否有鼻息肉或明显的鼻中隔偏移等。

（2）选择合适型号的鼻咽通气道，长度估计方法为：从耳垂至鼻尖的距离＋1英寸或从鼻尖至外耳道口的距离。

（3）收缩鼻腔黏膜和表面麻醉。

（4）将鼻咽通气道的弯曲面对着硬腭放入鼻腔，随腭骨平面向下推送至硬腭部，直至在鼻咽部后壁遇到阻力。

（5）在鼻咽部，鼻咽通气道必须弯曲60°～90°才能向下到达口咽部。

（6）将鼻咽通气道插入至足够深度后，如果病人咳嗽或抗拒，应将其后退1～2cm。

四、面罩加简易呼吸器通气

面罩是一种无需其他器械即可将通气环路中气体输送至病人肺部的一种呼吸道管理器械，通常由橡胶或塑料制成。由主体、面部密封圈和接口组成。

操·作·要·点

（1）选择合适的面罩，给密封圈适当充气。

（2）放置面罩，最常用的是单手法：即左手握持面罩，拇指和食指放在面罩体部即接口处的两侧，并向下用力，以使面罩贴紧面部保持密封。其他三个手指放置在下颌骨上，中指位于颏部，环指和小指位于下颌角处。右手挤压简易呼吸器进行辅助或控制呼吸。双手法即用两只手握持面罩，另一人进行辅助或控制呼吸。

（3）对于气道管理困难的病人，可在口腔放置口咽通气道或应用四头带。适应于没有反流误吸危险的病人，为短时间手术进行吸入麻醉；气管插管前给氧（去氮）；初期复苏时，进行辅助或控制通气。优点是简便、快捷、无创。操作技术包括放置面罩和维持气道通畅。面罩可引起口、下颌骨、眼或鼻周围软组织压伤。呼吸道不通畅时可引起喉痉挛或呕吐误吸。

五、喉罩

喉罩（LMA）由通气密封罩和通气导管组成，1号用于体重6.5kg以下小儿，2号用于6.5～25kg体重的小儿，3号用于小儿或小体重的成人（＞25kg），4号用于正常成人。喉罩可经口插入至喉的后方，然后通过气囊充气封闭声门。正压通气可验证其位置是否适当，当气道压超过1.47～1.96kPa（15～20cmH$_2$O）时，通常有漏气。当气管不能显露时，喉罩能建立通气道，也可用于引导放置气管内导管（直径6mm的气管内导管能通过3号或4号喉罩）。喉罩不能防止反流或肺误吸，需在表面麻醉或全身麻醉下放置。

操·作·要·点

（1）操作者用非优势手从后面推病人的枕部，以使病人的颈部伸展和头后仰。由助手或操作者用优势手的中指张开病人的口腔。

（2）操作者用食指和拇指握持LMA，握持部位应尽可能靠近通气罩和通气导管的结合处，通气罩的开口面向病人的颌部。

（3）紧贴病人上切牙的内面将LMA的前端插入口腔内，此时最重要的是将通气导管与手术台保持平行而不是垂直，然后向上用力将LMA紧贴硬腭推送入口腔。

（4）将食指放在通气导管和通气罩的结合处向内推送LMA。然后用非优势手握持通气导管，固定LMA在正确位置，再退出优势手食指。

（5）用食指将LMA推送至满意位置，用适量的空气充起通气罩，将LMA与通气环路相连接，并评估通气的满意程度。

六、联合导气管

（1）联合导气管又称食管气管联合导气管（esophageal－tracheal combitube，ETC），简称联合导气管。

（2）ETC特别适用于医院内外的急诊抢救，择期手术中则特别适用于气管插管困难或禁忌采用气管插管以及关节半脱位病人。尤适用于解剖学异常所致困难气道的病人。在ETC应用中注意：由于应用ETC时，因无法进行气管内吸引不主张长期应用，故在患者病情稳定或条件许可的情况下，应尽早更换成气管导管。

七、经口气管插管术

经口气管插管的使用快速而方便，在呼吸、心搏骤停抢救时较常使用，但经口气管插管固定困难，大多数病人意识恢复初期，可因烦躁不安或难以耐受，导致过早拔管撤机。对这类病人予以适当的镇静或改变插管方式，可保证适时撤机。

操·作·要·点

（1）将病人头后仰，双手将下颌向前、向上托起以使口张开，或以右手拇指对着下齿列、示指对着上齿列，借旋转力量使口腔张开。

（2）左手持喉镜柄将喉镜片由右口角放入口腔，将舌体推向侧后缓慢推进，可见到悬雍垂。将镜片垂直提起前进，直到会厌显露。挑起会厌以显露声门。

（3）如采用弯镜片插管则将镜片置于会厌与舌根交界处（会厌谷），用力向前上方提起，使舌骨会厌韧带紧张，会厌翘起紧贴喉镜片，即显露声门。如用直镜片插管，应直接挑起会厌，声门即可显露。

（4）以右手拇指、食指及中指如持笔式持住导管的中、上段，由右口角进入口腔，直到导管接近喉头时再将管端移至喉镜片处，同时双目经过镜片与管壁间的狭窄间隙监视导管前进方向，准确轻巧地将导管尖端插入声门。借助管芯插管时，当导管尖端入声门后，应拔出管芯后再将导管插入气管内。导管插入气管内的深度成人为 4～5cm，导管尖端至门齿的距离约 18～22cm。

（5）插管完成后，要确认导管已进入气管内再固定。确认方法有：①压胸部时，导管口有气流。②人工呼吸时，可见双侧胸廓对称起伏，并可听到清晰的肺泡呼吸音。③如用透明导管时，吸气时管壁清亮，呼气时可见明显的"白雾"样变化。④病人如有自主呼吸，接麻醉机后可见呼吸囊随呼吸而张缩。⑤如能监测呼气末 $ETCO_2$ 则更易判断，$ETCO_2$ 图形有显示则可确认无误。

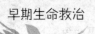
八、经鼻气管插管术

经鼻气管插管有效方便，对于清醒病人也能耐受，且易固定，不影响口腔护理和进食，不致因较长时间使用引起营养不良和电解质紊乱，为一无创伤的方法。操作要点如下。

（1）先将鼻腔内点滴呋麻滴鼻液，润滑剂润滑并作表面麻醉。操作时导管进入鼻腔就将导管与面部作垂直方向插入鼻孔，使导管沿下鼻道推进，经鼻后孔至咽腔，切忌将导管向头顶方向推进，否则极易引起严重出血。操作者可一面注意倾听通过导管的气流，一面用左手调整头颈方向角度，当感到气流最强烈时，迅速在吸气相时推入导管，通常导管通过声门时患者会出现强烈咳嗽反射。不要施加暴力。

（2）如果推进导管时呼吸气流声中断，提示导管前端已触梨状窝，或误入食管，或进入舌根会厌间隙。应稍稍退出重试，成功率约70%。插入后务必确认气管导管在气管内而不是在食管内。反复尝试插管易造成喉头水肿、喉痉挛及出血，导致急性缺氧，诱发心搏骤停。建议在3次不成功后改其他方法。

（3）明视经鼻气管插管，气管导管通过鼻腔方法同盲插，声门暴露方法基本同明视经口插管法。当导管通过鼻腔后，用左手持喉镜显露声门，右手继续推进导管进入声门，如有困难，可用插管钳夹持导管前端送入声门。检查确认导管位置并固定。

九、逆行气管插管术

所谓逆行气管插管是相对常规气管插管而言，先行环甲膜穿刺，将导丝经环甲膜送入气管，通过喉部，到达口咽部，由口腔或鼻腔引出，再将气管导管沿导丝插入气管。清醒、麻醉病人均可实施。

适应证：由于上呼吸道解剖因素或病理条件下，无法看到声带甚至会厌，无法完成经口或经鼻气管插管者。

禁忌证：①甲状腺肿大，如甲亢或甲状腺癌；②无法张口；③穿刺点肿瘤或感染；④凝血功能障碍；⑤病人不合作又无法控制。此法体位要求低，一次成功率高，插管过程中缺氧时间短。

十、经气管喷射通气技术

当不能通过面罩或气管导管进行有效肺通气时，如果没有其他可使用的通气措施，必然会造成病人死亡。一般认为，采用粗口径的静脉套管针穿刺环甲膜进行气管喷射通气是处理面罩不能通气且气管插管失败状态的一种简单和极为有效的方法。

适应证：①紧急情况。②择期情况，主要是与上呼吸道有关的手术和防止常规气管插管中发生的插管失败。

十一、经皮扩张气管切开术

经皮扩张气管切开术适宜于在择期条件下使用，需紧急呼吸道控制的病人，不能触及环甲软骨的病人及小儿病人是此种方法的适宜人群。操作要点如下。

病人体位、皮肤消毒及铺单与传统的气管切开相同。提供的经皮导入器械包括成套的气管穿刺针和把穿刺孔扩大到合适直径的扩张器，事先应准备好气管切开托盘和插管设备。安全的手术需要 3 个人：手术者、助手及麻醉师。

常规将一根较长的喷射通气导管（置于气管插管内的通气导管）插到气管插管内作为导引，一旦需要时即可迅速再次插入气管插管。

环甲膜切开术：

（1）一般需要镇静剂或少量麻醉药，第 2、3 气管环处的皮肤注射含 1∶100000 肾上腺素的利多卡因浸润麻醉。从环状软骨下缘起垂直向下作 1cm 长皮肤切口。

（2）将气管插管撤至顶端位于声带下。

（3）将气管穿刺针以 45°角斜向尾端刺入气管前壁，直到可抽出大量气体。

（4）把尖端呈 J 形的导丝及导管插入气管，以之引导，用直径逐步增大的扩张器扩张气管开口，直到达到合适大小。

（5）将气管插管通过扩张器及导丝和导管插入气管。撤出扩张器、导丝

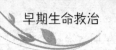

及导管，把插管缝于皮肤上。

第二节　限制性液体复苏

限制性液体复苏亦称为低血压性液体复苏或延迟液体复苏，是指机体有活动性出血的创伤性休克时，通过控制液体输注的速度，使机体血压维持在一个较低水平范围内，直至彻底止血。

1. 限制性液体复苏目的

通过液体复苏，适当地恢复组织器官的血流灌注，又不至于过多的扰乱机体的代偿机制和内环境，以利于改善休克期组织的灌注和氧供，促进早期康复，减少后期的并发症。

2. 限制性液体复苏的理由

（1）开放的血管口出血量与主动脉根部和此部位的压力差明显相关。

（2）在血压恢复后，小血管内已形成的血栓被冲移，使已停止的出血再次出血。

（3）随着血压的回升，保护性血管痉挛解除，使血管扩张。

（4）输入的液体降低了血液的黏稠度，增加出血量。

（5）出血发生后，尤其是休克期，骨骼肌、皮肤和内脏血管代偿性收缩，能够维持重要脏器的临界灌注压。

3. 限制液体复苏要点是把创伤失血性休克

病程分为三个阶段。

第一阶段：为活动性出血期，从受伤到手术止血约8小时。此期的主要病理生理特点是急性失血、失液。治疗原则主要用平衡液和浓缩红细胞复苏，比例2.5∶1；因为高渗溶液增加有效血容量、升高血压是以组织间液和细胞内液降低为代价的，对组织细胞不利，不主张用高渗溶液、全血及过多的胶体溶液复苏。如病人大量出血，血色素很低，可增加浓缩红细胞的输注量。另外，此期交感神经系统兴奋，血糖水平高，可不给葡萄糖液。

第二阶段：为强制性血管外液体扣押期，历时大约1~3天。此期的主要病理生理特点是全身毛细血管通透性增加，大量血管内液体进入组织间，出现全身水肿、体重增加。治疗原则是在心、肺功能耐受的情况下积极复苏，维持机体足够的有效循环血量。同时，此期也不主张输过多的胶体溶液，特别是白蛋白。值得注意的是，此期由于大量血管内液体进入组织间隙，有效循环血量不足，可能会出现少尿甚至无尿，这时不主张大量用利尿剂，关键是补充有效循环血量。

第三阶段：为血管再充盈期。此期功能逐渐恢复，大量组织间液回流入血管内。治疗原则是减慢输液速度，减少输液量，同时在心、肺功能监护下可使用利尿剂。

4. 限制液体复苏优点

限制性液体复苏可减少出血量，提高抢救成功率；减少创伤后期并发症，从而减少了后期病死率，机制不明确，可能与限制性液体复苏较少的扰乱机体内环境有关；改善组织器官的灌注和氧供。创伤失血性休克的患者，快速输液势必造成血液再度稀释，导致携氧功能降低、凝血功能障碍、组织水肿等。

5. 限制液体复苏对免疫功能的影响

现今输液面临的另一个问题是快速输液对机体免疫功能的影响，创伤后免疫功能恢复与输液速度相关。Knoferl 等在创伤休克鼠实验的结果显示：出血性创伤后慢速液体复苏可使细胞介导的免疫抑制快速恢复，而快速液体复苏将产生持续的免疫抑制，机制尚不明确，可能由于创伤出血后慢速液体输注能逐渐建立循环，从而减少再灌注时活性氧成分的产生，改善免疫反应。

6. 有关限制性液体复苏的选择

液体输入速度以早期稍快，逐渐调整速度为好，不必将血压调整到正常值。

只要血压到达 80~90/50~60mmHg 以上，保持略高于存活所需的最低值即可，抓紧时间进行必要的止血等"损伤控制外科手术"治疗。

只要血压到达 80~90/50~60mmHg（平均动脉压 65mmHg）以上即能满足重要脏器的基本灌流。尿量 >25ml/h 说明肾脏灌注尚可，如果尿量较多但血压仍然不升高，可调整输入液种类，适当增加胶体液的比例。

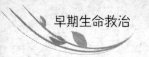

第三节　急性溶栓疗法

急诊溶栓是早期治疗急性心肌梗死（AMI）、肺栓塞、急性缺血性脑卒中（ACIS）的有效措施。过去 20 多年里，急诊溶栓的开展使急性血栓性疾病的病死率大幅度下降。随着溶栓药物的发展，急诊溶栓治疗的效果进一步提高。临床常用的溶栓药物有：尿激酶（UK）、链激酶（SK）及重组组织型纤溶激活剂（rt－PA）。天然提取的溶栓剂如吸血蝙蝠唾液纤溶酶原激活剂、葡激酶（sAK）显示出良好的应用前景。植物中发现的抗纤溶酶原激活物的抑制剂化合物（PUw－1），可能避免出血副作用，它是目前临床唯一可口服的溶栓药。

一、急性心肌梗死的溶栓疗法

应在急性心肌梗死发病后，争分夺秒，尽力缩短患者入院至开始溶栓的时间，目的是使梗死相关血管得到早期、充分、持续再开通。

1. 选择对象的条件

（1）持续性胸痛≥0.5 小时，含服硝酸甘油症状不缓解。

（2）相邻两个或更多导联 ST 段抬高在肢体导联 >0.1mV、胸导 >0.2mV。

（3）发病≤6 小时者。

（4）若患者来院时已是发病后 6～12 小时，心电图 ST 段抬高明显伴有或不伴有严重胸痛者仍可溶栓。

（5）年龄≤70 岁。70 岁以上的高龄 AMI 患者，应根据梗死范围，患者一般状态，有无高血压、糖尿病等因素，因人而异慎重选择。

2. 禁忌证

两周内有活动性出血（胃肠道溃疡、咯血等），做过内脏手术、活体组织检查，有创伤性心肺复苏术，不能实施压迫的血管穿刺以及有外伤史者；高血压病患者经治疗后在溶栓前血压仍≥21.3/13.3kPa（160/100mmHg）者；高度怀疑有夹层动脉瘤者；有脑出血或蛛网膜下腔出血史，>6 小时至半年内有缺血性脑卒中（包括 TIA）史；有出血性视网膜病史；各种血液病、出血性疾病或有出血倾向者；严重的肝肾功能障碍或恶性肿瘤等患者。

3. 溶栓步骤

溶栓前检查血常规、血小板计数、出凝血时间及血型。

（1）即刻口服水溶性阿司匹林，0.15～0.3g，以后每日 0.15～0.3g，3～5 日后改服 50～150mg，出院后长期服用小剂量阿司匹林。

（2）静脉用药种类及方法如下。

尿激酶（UK）：150 万 IU（约 2.2 万 IU/kg）用 10ml 生理盐水溶解，再加入 100ml 5%～10% 葡萄糖注射液中，30 分钟内静脉滴入。尿激酶滴完后 12 小时，皮下注射肝素 7500U，每 12 小时一次，持续 3～5 天。

链激酶（SK）或重组链激酶（rSK）：150U 用 10ml 生理盐水溶解，再加入 100ml 5%～10% 葡萄糖注射液中，60 分钟内静脉滴入。

重组组织型纤溶酶原激活剂（rt-PA）：用 rt-PA 前先给予肝素 5000U 静脉滴注。同时按下述方法应用 rt-PA。

国际习用加速给药法：15mg 静脉推注，0.75mg/kg（不超过 50mg）30 分钟内静脉滴注，随后 0.5mg/kg（不超过 35mg）60 分钟内静脉滴注。总量 ≤100mg。

近年来国内试用小剂量法：8mg 静脉推注，42mg 于 90 分钟内静脉滴注。总量为 50mg。rt-PA 滴毕后应用肝素每小时 700～1000U，静脉滴注 48 小时，监测 APTT 维持 60～80 秒，以后皮下注射肝素 7500U，每 12 小时一次，持续 3～5 天。

4. 监测项目

（1）临床监测项目

症状及体征：经常询问患者胸痛有无减轻以及减轻的程度，仔细观察皮肤、黏膜、咳痰、呕吐物及尿中有无出血征象。

心电图记录：溶栓前应做 18 导联心电图，溶栓开始后 3 小时内每半小时复查一次 12 导联心电图（正后壁、右室梗死仍做 18 导联心电图），以后定期做全套心电图导联，电极位置应严格固定。

（2）用肝素者需监测凝血时间

可用 Lee White 三管法，正常为 4～12 分钟；或 APTT 法，正常为 35～

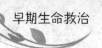
45 秒。

（3）发病后 6、8、10、12、16、20 小时查 CK、CK - MB。

5. 冠状动脉再通的临床指征

直接指征：冠状动脉造影观察血管再通情况，依据 TIMI 分级，达到 Ⅱ、Ⅲ级者表明血管再通。

间接指征：心电图抬高的 ST 段在输注溶栓剂开始后 2 小时内，在抬高最显著的导联 ST 段迅速回降≥50%；胸痛自输入溶栓剂开始后 2～3 小时内基本消失；输入溶栓剂后 2～3 小时内，出现加速性室性自主心律、房室或束支阻滞突然改善或消失，或者下壁梗死患者出现一过性窦性心动过缓、窦房阻滞伴有或不伴有低血压；血清 CK - MB 酶峰提前在发病 14 小时以内或 CK16 小时以内；具备上述 4 项中 2 项或以上者考虑再通，但第 2 与第 3 项组合不能判定为再通。对发病后 6～12 小时溶栓者暂时应用上述间接指征（第 4 条不适用），有待以后进一步探讨。

6. 溶栓治疗的并发症

（1）出血

轻度出血：皮肤、黏膜、肉眼及显微镜下血尿，或小量咯血、呕血等（穿刺或注射部位少量瘀斑不作为并发症）。

重度出血：大量咯血或消化道大出血，腹膜后出血等引起失血性低血压或休克，需要输血者。

危及生命部位的出血：颅内、蛛网膜下隙、纵膈内或心包出血。

（2）再灌注性心律失常：注意其对血流动力学影响。

（3）一过性低血压及其他的过敏反应（多见于 SK 或 r SK）等。

7. 适应证

持续胸痛 >30min，服硝酸甘油后症状不缓解；相邻 2 个以上的导联 ST 段抬高，肢体导联 >0.1mV，胸导联 >0.2mV；起病时间 <6h，或起病 6～12h、ECG 上 ST 段明显抬高；年龄 >75 岁者应根据患者情况慎重选择。

8. 禁忌证

2 周内有活动性出血、内脏手术、活体组织检查、创伤性心肺复苏术者；高血压病患者未经治疗血压 >180/110mmHg（1mmHg = 0.133kPa）或治疗后

血压 > 160/100mmHg 者；高度怀疑主动脉夹层动脉瘤者；脑出血或蛛网膜下腔出血史，>6h 至半年内有缺血性脑卒中史；有视网膜出血病史；凝血功能障碍者；严重的肝、肾功能障碍或恶性肿瘤患者。

二、急性肺栓塞溶栓治疗

肺栓塞是指内源性或外源性栓子堵塞肺动脉或其分支引起肺循环障碍的临床和病理生理综合征。急性肺栓塞（APE）是一种具有较高发病率和病死率的常见病。

2008 年欧洲心脏病学会（european society of cardiology，ESC）制定的"急性血栓栓塞症诊断和治疗指南"将急性肺栓塞分为"高危、中危、低危" 3 个危险层。强调基于急性肺栓塞相关早期死亡风险进行危险分层；危险分层主要依据是否存在休克或低血压，是否存在右心功能不全（如右心扩大、右心压力负荷过重、B 型利钠肽或 N 端 B 型利钠肽升高）、心肌损伤标志物（心肌肌钙蛋白 T 或 I 阳性）是否升高。（表 11 - 1）

表 11 - 1　根据急性肺栓塞早期死亡风险的危险分层

早期死亡	危险分层指标			推荐治疗
	休克或低血压	右心室功能不全	心肌损伤	
高危	+	+*	+*	溶栓或栓子切除术
	-	+	+	
中危	-	+	-	住院治疗
	-	-	+	
低危	-	-	-	早期出院或院外治疗

注：*，出现低血压或休克时就不需要评估右心功能和心肌损伤情况。

1. 高危组 APE 积极溶栓治疗

APE 高危组患者（即大面积 APE 伴心源性休克），试验结果提示溶栓治疗可以降低 APE 患者的病死率。溶栓治疗比单用肝素抗凝治疗更快的使血凝块溶解，改善血流动力学反应，对高危 APE（大块肺栓塞伴休克）患者溶栓治疗能降低死亡率；外周静脉给药与局部给药方法溶栓效果一样，因此建议采用外周静脉给药方法；目前上市的溶栓药物包括链激酶（SK）、尿激酶（UK）和重组组织型纤溶酶原激活剂（rt - PA）。

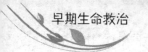
溶栓时间窗通常在 APE 发病时或复发 2 周以内，症状出现 48h 内溶栓获益最大，溶栓治疗开始越早，效果越好。推荐方案：

（1）链激酶 25 万 IU 静脉负荷，给药时间 30min，继以 10 万 IU/h 维持 12~24h；快速给药：150 万 IU 静脉滴注 2h。

（2）尿激酶：4400IU/（kg·h）静脉负荷 10min，继以 4400IU/（kg·h）维持 12~24h；快速给药 300 万 IU 静脉滴注 2h。

（3）rt-PA：100mg 静脉滴注 2h，或 0.6mg/kg（最大剂量 50mg）静脉滴注 15min。

2010 年中国专家共识主张 APE 高危患者尽快溶栓治疗。尿激酶 2 万 IU/kg 静脉滴注 2h；rt-PA 50~100mg 静脉滴注 2h。尽管尿激酶和 rt-PA 两种溶栓药物 12h 疗效相当，但 rt-PA 能够更快地溶解血栓、改善血流动力学，降低早期死亡率，减轻肺动脉内皮损伤及降低慢性血栓栓塞性肺动脉高压的发生危险，因此中国专家共识推荐首选 rt-PA 方案。

2. 中危组 APE 积极溶栓治疗

APE 中危患者应用溶栓疗法应从两个方面考虑：

（1）患者中危病情是偏重还是偏轻。

（2）患者出血的风险是偏大还是偏小。

病情偏重和出血风险较小的患者应多考虑溶栓治疗；反之，病情较轻和出血风险较大的患者要多考虑单纯抗凝治疗。推荐溶栓方案：尿激酶 2 万 IU/kg，2h 静滴，或 rt-PA 50mg 2h 静滴。

3. 低危组 APE 积极溶栓治疗

目前认为低危组 APE 患者及时诊断、标准抗凝治疗后可明显改善其症状，考虑溶栓治疗可能导致较严重并发症，故目前 ESC 指南和中国专家共识均不主张低危组 APE 溶栓治疗。

三、急性脑梗溶栓治疗

脑梗死急性期的治疗直接影响预后，故其越来越受到关注和重视。脑卒中的发病率、致残率、病死率和复发率均较高，严重影响社区居民的身体健康和生活水平。随着人口老龄化和经济水平的快速发展及生活方式的改变，脑卒中已成为我们面临的重要公共卫生问题。

溶栓治疗应作为急性脑梗死（acute cerebral infarction，ACI）超早期治疗的首选方法，重组型纤溶酶原激活剂（rt-PA）和尿激酶（UK）是我国目前使用的主要溶栓药。我国循证医学指南 A 级推荐 ACI 首选治疗为 3h 内静脉应用 rt-PA 治疗，剂量为 0.9mg/kg（最大剂量为 90mg）静脉滴注，其中 10% 在最初 1min 内静脉推注，剩余部分持续静脉滴注 1h。Nakagawara 等对 7492 例日本 ACI 患者进行研究发现，发病 3h 内静脉注射 rt-PA，0.6mg/kg，对日本人来说是安全有效的。溶栓治疗主要包括静脉溶栓、动脉溶栓及动静脉联合溶栓。静脉溶栓的优点是速度快，缺点是对颈内动脉和大脑中动脉（MCA）主干闭塞再通率低（颈内动脉闭塞再通率 10%，MCA 主干闭塞再通率不足 30%）。Bhatia 等观察了 1341 例 ACI 患者，发现近端血管闭塞患者用 rt-PA 静脉溶栓治疗再通率较低。动脉溶栓的优点是再通率较高，缺点为有可能需要更长的时间，溶栓治疗每延迟 20~30min，疗效就会降低 10%。

目前认为有效抢救半暗带组织的时间窗为 4.5 或 6.0h 内。NINDS 试验显示 3h 内进行溶栓，3 个月时神经功能完全或接近完全恢复者的比例显著高于安慰剂组，而病死率并不增加；症状性颅内出血发生率治疗组高于对照组。近期开展的 ECASSⅢ试验显示，3h 内接受 rt-PA 静脉溶栓的患者 52% 预后良好。从 SITS-ISTR 研究分析可知，在发病后 3.0~4.5h 静脉使用 rt-PA 仍然有效。Carpenter 等进行的荟萃分析亦显示，4.5h 内静脉 rt-PA 溶栓可提高神经功能预后且不增加病死率，但颅内症状性脑出血风险更高。若发病 4.5h 后进行静脉溶栓，则风险可能大于获益。一项随机双盲对照试验显示，对发病时间在 6h 内的重症 MCA 闭塞患者动脉使用 UK，治疗组 90 日时其改良 Rankin 量表评分和血管再通率均优于安慰剂组，而症状性颅内出血和总病死率在两组间差异无统计学意义。Abou Chebl 等对 ACI 患者进行了队列研究，发现对于合适选择的患者，应该更关注其是否存在缺血灌注不匹配，而是否符合溶栓时间窗并非最重要的因素。目前有关椎-基底动脉脑梗死溶栓治疗的时间窗、安全性及有效性尚未明确。Alshekhlee 等对高龄患者是否能选择溶栓治疗进行了研究，

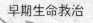
其将 524 997 例 ACI 患者按年龄分为 18～80 岁组和 >80 岁组，结果发现后者病死率及颅内出血风险更大，即年龄越大，病死率及颅内出血风险越高。

第四节　现场急救技术

一、单人成人心脏复苏

1. 操作要点

（1）复检有无呼吸、脉搏出现。

（2）心脏骤停后心脏复苏（CPR）开始时间与成功率的关系：1 分钟内成功率 >90%，4 分钟内成功率 60%，6 分钟内成功率 40%，8 分钟内成功率 20%，10 分钟内成功率 0%。

2. 要点

（1）操作顺序 CAB（详见图 11-1）。

（2）按压部位：胸骨中下 1/3 交界处。

（3）按压与吹气次数比例为 30：2。

（4）按压频率至少 100 次/分，按压深度至少 5 厘米。

（5）用力压、快快压、胸回弹、莫中断。

3. 最新版单人成人 CPR 操作流程（图 11-1）

二、电除颤

1. 概述

心脏电复律是用电能来治疗异位性快速心律失常，使之转为窦性心律的方法，最早用于消除心室颤动，亦称心脏电除颤。目前常用的为直流电心脏电复律器，由电极、除颤、同步触发、心电示波、电源等几部分组成，电功率可达 200～360J。电除颤是心脏骤停抢救中必要的、有效的重要抢救措施。

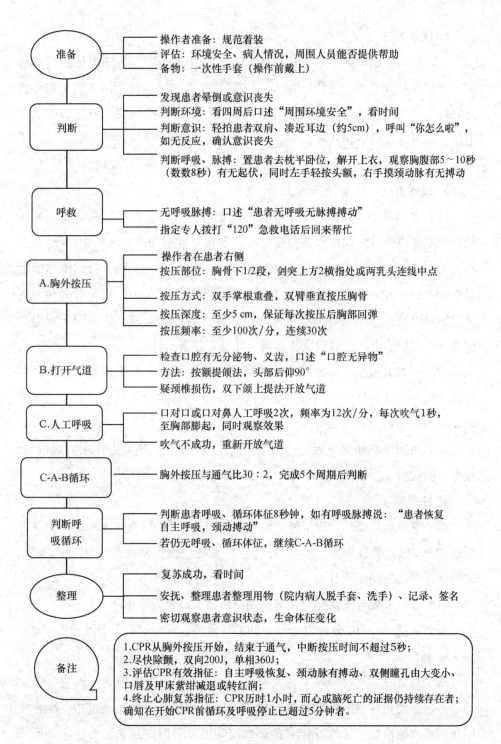

准备
- 操作者准备：规范着装
- 评估：环境安全、病人情况，周围人员能否提供帮助
- 备物：一次性手套（操作前戴上）

判断
- 发现患者晕倒或意识丧失
- 判断环境：看四周后口述"周围环境安全"，看时间
- 判断意识：轻拍患者双肩、凑近耳边（约5cm），呼叫"你怎么啦"，如无反应，确认意识丧失
- 判断呼吸、脉搏：置患者去枕平卧位，解开上衣，观察胸腹部5～10秒（数数8秒）有无起伏，同时左手轻按头额，右手摸颈动脉有无搏动

呼救
- 无呼吸脉搏：口述"患者无呼吸无脉搏搏动"
- 指定专人拨打"120"急救电话后回来帮忙

A.胸外按压
- 操作者在患者右侧
- 按压部位：胸骨下1/2段，剑突上方2横指处或两乳头连线中点
- 按压方式：双手掌根重叠，双臂垂直按压胸骨
- 按压深度：至少5 cm，保证每次按压后胸部回弹
- 按压频率：至少100次/分，连续30次

B.打开气道
- 检查口腔有无分泌物、义齿，口述"口腔无异物"
- 方法：按额提颌法，头部后仰90°
- 疑颈椎损伤，双下颌上提法开放气道

C.人工呼吸
- 口对口或口对鼻人工呼吸2次，频率为12次/分，每次吹气1秒，至胸部膨起，同时观察效果
- 吹气不成功，重新开放气道

C-A-B循环
- 胸外按压与通气比30∶2，完成5个周期后判断

判断呼吸循环
- 判断患者呼吸、循环体征8秒钟，如有呼吸脉搏说："患者恢复自主呼吸，颈动搏动"
- 若仍无呼吸、循环体征，继续C-A-B循环

整理
- 复苏成功，看时间
- 安抚、整理患者整理用物（院内病人脱手套、洗手）、记录、签名
- 密切观察患者意识状态，生命体征变化

备注
1. CPR从胸外按压开始，结束于通气，中断按压时间不超过5秒；
2. 尽快除颤，双向200J，单相360J；
3. 评估CPR有效指征：自主呼吸恢复、颈动脉有搏动、双侧瞳孔由大变小、口唇及甲床紫绀减退或转红润；
4. 终止心肺复苏指征：CPR历时1小时，而心或脑死亡的证据仍持续存在者；确知在开始CPR前循环及呼吸停止已超过5分钟者。

图 11-1 CPR 操作流程

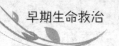

2. 操作方法

立即将电极板涂导电糊或垫以生理盐水浸湿的纱布，按照电极板标示分别置于胸骨右缘第2~3肋间和胸前心尖区或左背，选择按非同步放电钮，按充电钮充电到指定功率，明确无人与病人接触，同时按压两个电极板的放电电钮，此时患者身躯和四肢抽动一下，通过心电示波器观察患者的心律是否转为窦性。

3. 操作方法

（1）非同步电复律仅用于心室颤动，此时患者神志多已丧失。将电极板涂布导电糊或垫以生理盐水充分浸湿的纱布垫分置于胸骨右缘第2~3肋间及心尖区；按充电按钮充电到功率300J左右（儿童首次2J/kg，后续电击的能量为4J/kg）。或首次除颤电量为200J，如无效可增至300J。再无效或转复后又复颤时再增至360J。将电极板导线接在复律器的输出端，按非同步放电按钮放电，通过心电示波器观察患者的心律是否转为窦性。

（2）心律转复后，应密切观察患者的呼吸、心律和血压指导苏醒，必要时给氧吸入，以后每6~8小时一次口服奎尼丁（普鲁卡因酰胺、普萘洛尔或苯妥英钠）维持。

（3）外科开胸手术患者，可用体内操作法。电极板用消毒盐水纱布包裹，置于心脏前后，直接向心脏放电，但电功率宜在60J以下（儿童1J/kg）。

4. 注意事项

若心电显示为细颤，应坚持心脏按压或用药，先用1%肾上腺素1ml（儿童0.01mg/kg）静脉推注，3~5分钟后可重复一次，使细颤波转为粗波后，方可施行电击除颤。

电击时电极要与皮肤充分接触，勿留缝隙，以免发生皮肤烧灼。

触电早期（3~10分钟内）所致的心搏骤停，宜先用利多卡因静注。

5. 适应证

适于转复各类异位快速心律失常，尤其是药物治疗无效者。转复心室颤动、心房颤动和扑动，可首选电除颤；转复室性和室上性心动过速，则多先用药物或其他治疗，无效或伴有显著血流动力障碍时应用本法；性质未明或并发于预激综合征的异位快速心律失常，选用药物常有困难，宜用同步电复律治疗。电复律治疗异位性快速心律失常即时转复成功率在室性心动过速和心房扑动几乎达到100%，室上性心动过速和心房颤动则分别为80%和90%左右。

6. 禁忌证

病史已多年、心脏（尤其是左心房）明显增大、伴高度或完全性房室传导阻滞的心房颤动，伴完全性房室传导阻滞的心房扑动，反复发作而药物不能维持疗效或伴病态窦房结综合征的异位性快速心律失常，均不宜用本法复律；有洋地黄类药物或低血钾时，暂不宜用电复律。

三、环甲膜切开术

当上气道阻塞不能清除时，可行环甲膜切开术紧急开放气道。一根大口径（12~14号）针或套管针通过环甲膜进入气管，这种方法无论在院内或院外皆是救命之举，可为更确切的气道控制措施赢得时间。

1. 操作准备

紧急切开下无需特殊设备。

选用合适的银合金、钛合金、氧化乙烯气管套管或其他代用品。

麻醉与体位：局部浸润麻醉或无麻醉，病人情况允许时宜取仰卧位，垫肩，头后仰由助手固定，保持气管位于颈前正中线上。

2. 操作方法

（1）左手食指摸清位于甲状软骨下缘和环状软骨上缘的环甲间隙。中指和拇指固定甲状软骨翼板。

（2）左手示指引导下于环甲间隙中间作3~4cm长的横切口，切开皮肤和皮下组织。

（3）左手中指和拇指向上下分压切口，示指摸清环甲间隙，引导右手将环甲膜横行切开至喉腔，切口长度1~1.5cm。

（4）用刀柄或止血钳或剪刀插入环甲膜切口内横行撑开，顺势将气管导管或其他代用品插入气管。

（5）止血，固定气管导管。

3. 注意事项

切口过宽可损伤两侧环甲动脉，有时需扩大切口方能结扎止血。

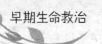
切开环甲膜进入声门下腔即可，不可刺入过深，以免损伤环甲关节后方的喉返神经及血管。

4. 适应证

（1）呼吸困难伴不稳定颈椎骨折或脱位的病人，用常规气管切开术可能加重病情者。

（2）突发严重呼吸困难或窒息，无气管切开器械或短时间内无法完成气管切开。

（3）上呼吸道完全梗阻，无法施行气管内插管的成年病人。

5. 禁忌证

（1）10 岁以下儿童应慎行。

（2）喉部急性疾病，如喉部损伤或感染。

（3）声门下有炎症或新生物。

（4）气管内插管时间过长者。

四、骨内输液——为重病人输液的最后法宝

有人可能嗤之以鼻，说可以进行中心静脉穿刺呀。也可能可以，如果是一个婴儿，可能难度较大。

1. 穿刺针选择

针对儿科患者，可选用 7 号骨穿针，7~9 号头皮针，注射用 16 或 18 号针头。

头皮针和注射用针头比骨髓穿刺针易于固定，使用更方便，但是因为没有针芯，有针头堵塞的可能。

2. 骨髓腔内注射系统（EZ-IO）

（1）操作方法：常规消毒，左手固定患儿待穿刺下肢，右手持穿刺针，在胫骨粗隆内下方 1~1.5cm 处垂直或呈 60°角向下旋转刺入胫骨干，有空陷感，用注射器回抽，观察到有骨髓流出，即确定进入骨髓腔，然后推注 10~15ml 生理盐水，检查有无阻力增加或周围软组织肿胀变硬，如推液通畅，固定穿刺针，再接输液装置并调节速度。穿刺、固定到接入液体平均时间 30s±10s，任何可以安全输入中心静脉导管的药物均可输注，

肘正中静脉和胫骨腔内注射的血药浓度峰值一样，90s达到峰值；肱骨和锁骨下静脉的血药浓度峰值一样，30s达到峰值；骨髓输液持续时间可长达24h；通常在1~2h内建立常规血管通路，就停止骨髓输注，以免增加感染的机会。

（2）优点：操作简单，穿刺成功率高（首次75%），还可用于快速输液、输血、采集标本；儿科使用骨髓腔内穿刺针已有20多年的历史，总感染率为0.6%（使用手动骨髓穿刺针）。

（3）注意事项：要避开小儿股骺板，否则可影响小儿骨骼发育。

（4）并发症：液体渗漏皮下或骨膜下；骨髓炎；骨室筋膜综合征；皮下脓肿；脂肪栓塞；胫骨骨折；皮肤坏死。

（5）适应证：对各年龄组均可行。

如果静脉穿刺失败3次，或开始尝试静脉穿刺时间超过90s，应考虑骨内注射。

（6）禁忌证：穿刺局部皮肤感染；下肢或近端骨骨折、血管损伤；骨髓炎。

五、海姆立克急救法

食物、异物卡喉常见于进食或口含异物时嬉笑、打闹或啼哭而发生，尤其多见于儿童。由于食物或异物嵌顿于声门或落入气管，造成病人窒息或严重呼吸困难，表现为突然呛咳、不能发音、喘鸣、呼吸急促、皮肤发紫，严重者可迅速出现意识丧失，甚至呼吸心跳停止。

一旦发生这种情况，千万不要叩击病人的背部，应在迅速与医院联系或将病人转送医院的同时，立即对其进行现场急救。这里介绍海姆立克（Heimlich）手法，简单易行，十分有效。方法如下。（图11-2）

1. 操作方法

（1）应用于成人：①抢救者站在病人背后，用两手臂环绕病人的腰部；②一手握拳，将拳头的拇指一侧放在病人胸廓上和脐上的腹部；③用另一手抓住拳头、快速向上重击压迫病人的腹部；④重复以上手法直到异物排出。

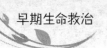

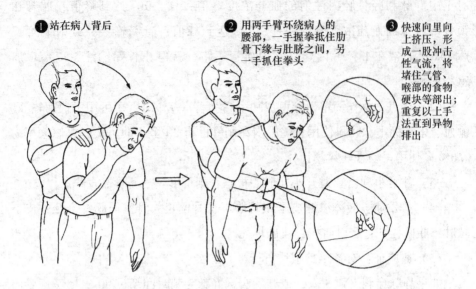

❶ 站在病人背后

❷ 用两手臂环绕病人的腰部，一手握拳抵住肋骨下缘与肚脐之间，另一手抓住拳头

❸ 快速向里向上挤压，形成一股冲击性气流，将堵住气管、喉部的食物硬块等部出；重复以上手法直到异物排出

图 11-2　海姆立克急救法示意图

（2）应用于婴幼儿：使患儿平卧，面向上，躺在坚硬的地面或床板上，抢救者跪下或立于其足侧，或取坐位，并使患儿骑在抢救者的两大腿上，面朝前。抢救者以两手的中指或食指，放在患儿胸廓下和脐上的腹部，快速向上重击压迫，但要很轻柔。重复之，直至异物排出。

（3）自救：可采用上述用于成人 4 个步骤的②③④三点，或稍稍弯下腰去，靠在一固定的水平物体上（如桌子边缘、椅背、扶手栏杆等），以物体边缘压迫上腹部，快速向上冲击。重复之，直至异物排出。

（4）用于无意识的病人：使病人仰平卧，抢救者面对病人，骑跨在病人的髋部用一手置于另一手上，将下面一手的掌跟放在胸廓下脐上的腹部，用你的身体重量，快速冲击压迫病人的腹部，重复之直至异物排出。

2. 合并症

Heimlich 手法虽卓有成效，但也可产生合并症，如：肋骨骨折、腹部或胸腔内脏的破裂或撕裂，故除非必要时，一般不随便采用此法。如果患者呼吸道部分梗阻，气体交换良好，就应鼓励患者用力咳嗽，并自主呼吸；如患者呼吸微弱，咳嗽乏力或呼吸道完全梗阻，则立刻使用此手法。在使用本法成功抢救患者后应检查患者有无并发症的发生。

3. 喉气管异物窒息的预防

将食物切成细块；充分咀嚼；口中含有食物时，应避免大笑、讲话、行走或跑步；不允许儿童将小的玩具放在口中。

有以下情况者，进食时应格外注意：①有假牙者。②饮酒后进食者。

六、外伤现场急救——止血、包扎、内固定、搬运

（一）止血

1. 目的

维持生命；减少出血、防止体克；保护伤口；固定骨折；防止并发症及伤势恶化；快速转运。

2. 加压包扎止血法

适用于各种伤口。先用无菌纱布覆盖压迫伤口，再用三角巾或绷带用力包扎。在没有无菌纱布时可使用消毒卫生巾、餐巾等替代。

3. 指压动脉止血法

适用于头部和四肢某些部位的大出血。用手指压迫伤口近心端动脉，将动脉压向深部的骨头，阻断血液流通。止血迅速、不需要任何工具。但是，止血不能持久，多处、多人难以处理。

4. 头部指压动脉止血法

（1）指压颞浅动脉：适用于一侧头顶、额部、颞部的外伤大出血。在伤侧耳前，一手拇指对准下颌关节压迫颞浅动脉，另一手固定头部。

（2）指压面动脉：适用于颜面部外伤大出血。用一手拇指和食指或拇指和中指分别压迫双侧下颌角前约 1cm 的凹陷处，阻断面动脉血流，因为面动脉在颜面部有许多小枝相互吻合，所以必须压迫双侧。

（3）指压颈动脉：适用于头颈部出血。在胸锁乳突肌中点前缘，将伤侧颈总动脉向后压于第五颈椎上，禁止同时压迫两侧颈总动脉，以防止因脑缺血而致昏迷。

（4）指压锁骨下动脉：适于肩部腋窝出血。在锁骨上凹向下、向后将锁骨下动脉向下压于第一肋骨上。

5. 四肢指压动脉止血法

（1）指压肱动脉：适用于一侧肘关节以下部位外伤大出血。用一手拇指

压迫上臂中段内侧，阻断肱动脉血流，另一手固定手臂。

（2）指压桡、尺动脉：适用于手部大出血。用两手拇指和示指分别压迫伤侧手腕两侧的桡动脉和尺动脉，阻断血流，因为桡动脉和尺动脉在手掌部有广泛吻合肢，所以必须同时压迫双侧。

（3）指压指（趾）动脉：适用于手指（脚趾）大出血。用拇指和示指分别压迫手指（脚趾）两侧的指（趾）动脉，阻断血流。

（4）指压股动脉：适用于一侧下肢大出血。用双手拇指用力压迫伤肢腹股沟中点稍下方的股动脉，阻断股动脉血流，伤员应该处于坐位或卧位。

（5）指压胫前、后动脉：适用于一侧脚的大出血。用双手拇指和示指分别压迫伤脚足背中部搏动的胫前动脉及足跟与内踝之间的胫后动脉。

6. 填塞止血法

适手于颈部和臀部等处较大而深的伤口。先用镊子夹住无菌纱布塞入伤口内，如一块纱布止不住血，可再加纱布，包扎固定。颅脑外伤引起的鼻、耳、眼等处出血不能用填塞止血法。

7. 止血带止血法

止血带止血法只适用于四肢大血管损伤时，出血凶猛，且其他止血方法不能止血时，才用此法。止血带有橡皮止血带（橡皮条和橡皮带）、气性止血带（如血压计袖带）、布带止血带。操作方法各不相同。

8. 止血法注意事项

（1）部位：上臂外伤大出血应扎在上臂上 1/3 处，前臂或手大出血应扎在上臂的下 1/3 处，不能扎在上臂的中部，因该处神经走行贴近肱骨，易被损伤。下肢外伤大出血应扎在股骨中下 1/3 交界处。

（2）衬垫：使用止血带的部位应该有衬垫，否则会损伤皮肤。可扎在衣服外面，把衣服当衬垫。

（3）松紧度：应以出血停止，远端摸不到脉搏为合适。过松达不到止血目的，过紧会损伤组织。

（4）时间：一般不应超过 5 小时，原则上每小时要放松一次，时间为 1 分钟。

（5）标记：使用止血带者应有明显标记记录并贴在前额或胸前易发现部

位，写明时间。如立即送医院，但必须当面向值班人员说明扎止血带时间和部位。

（6）屈肢加垫：适用于四肢止血。骨折及脱位禁用。

（二）包扎

1. 包扎目的

固定敷料保护伤口，防止进一步污染；减少出血、止痛，预防休克；保护内脏和血管、神经、肌腱等；有利于转运伤病员。

2. 操作要点

快、准、轻、牢。动作轻巧，以免增加疼痛；接触伤口面的敷料必须保持无菌；包扎要快且牢靠，松紧度要适宜；打结避开伤口和不宜压迫的部位。

3. 包扎材料

常用的包扎材料有绷带、三角巾、急救包、纱布绷带等。紧急情况下可就地取材，如相对干净的毛巾、衣服、手绢、床单、被单等。

4. 头部包扎

（1）头部帽式包扎：底边叠成约2横指、齐眉、顶角向后。两底角骑耳向头后拉，头后部交叉压顶角。绕回前额齐眉打结。顶角逐次拉紧，折叠后掖入头后交叉处内。

（2）面具式包扎：适用于颜面部外伤。把三角巾一折二，顶角打结放在下颌正中，两手拉住底角罩住面部，然后双手持两底角拉向枕后交叉，最后在额前打结固定。可以在眼鼻处提起三角巾，用剪刀剪洞开窗。

（3）三角巾头部十字包扎：适用于下颌、耳部、前额、颞部小范围伤口。将三角巾叠成三指宽带状放于下颌敷料处，两手持带巾两底角分别经耳部向上提，长的一端绕头顶与短的一端在颞部交叉成十字，然后两端水平环绕头部经额、颞、耳上、枕部与另一端打结固定。

5. 眼部包扎

（1）单眼伤包扎：将三角巾折叠成条带状，将其中段斜放在患侧眼部，救护者同方向手持朝上。三角带下段绕下颌处折上后侧绕头扣至前额处压带上段。三角带上段自然垂下折绕对侧相对打结。如有眼球脱出，眼眶处应加环形垫圈后覆盖敷料。

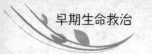

（2）双眼伤包扎：将三角巾折叠成4指宽。取带中段先盖住一侧伤眼。把下端从耳下经枕后到对侧耳至两眉间上方压住上端，继续绕头部，将上端反折斜向下，压住另一只眼，再经耳下绕至对侧耳上与另端打结，成八字形。如有眼球脱出者，应在眼眶处加环形垫圈后盖敷料后包扎。

6. 颈部包扎

适用于颈部外伤。三角巾包扎，伤员健侧手臂上举抱住头部，将三角巾折成带状，中段压紧覆盖的纱布，两端在健侧手臂根部打结固定。绷带包扎，方法基本与三角巾相同，只是改用绷带，环绕数周再打结。

7. 躯干包扎

（1）三角巾胸部包扎：适用于一侧胸部外伤。将三角巾的顶角放于伤侧一边的肩上，使三角巾底边正中位于伤部下侧，将底边两端绕下胸部至背后打结，然后将三角巾顶角的系带穿过三角底边与其固定打结。

（2）三角巾背部包扎：适用于一侧背部外伤。方法与胸部包扎相似，只是前后相反。

（3）三角巾侧胸部包扎：适用于一侧胸部外伤。将燕尾式三角巾的夹角正对伤侧腋窝，双手持燕尾式底边的两端，紧压在伤口的敷料上，利用顶角系带环下胸部与另一端打结，再将两个燕尾斜向上拉到对侧肩部打结。

（4）三角巾肩部包扎：单肩包扎，适用于一侧肩部外伤，将燕尾三角巾的夹角对着伤侧颈部，巾体紧压伤口的敷料上，燕尾底部包绕上臂根部打结，然后两燕尾角分别经胸、背拉到对侧腋下打结固定；双肩包扎，将三角巾折成燕尾状，燕尾角分别放在两肩上，燕尾夹角正对颈后中部，两燕尾角过双肩，由前往后包肩，最后与燕尾底边打结。

（5）三角巾腋下包扎：适用于一侧腋下外伤。将带状三角巾中段紧压腋下伤口敷料上，再将巾的两端向上提起，于同侧肩部交叉，最后分别经胸、背斜向对侧腋下打结固定。

7. 腹部包扎

三角巾腹部包扎，适用于腹部外伤。双手持三角巾两底角，将三角巾底边拉直放于胸腹部交界处，顶角置于会阴部，然后两底角绕至伤员腰部打结，最后顶角系带穿过会阴与底边打结固定。腹部有内脏脱出时，不要送回腹腔，立即用大块敷料盖住脱出物，外面再用饭碗将其扣住，然后包扎固定。

8. 四肢部包扎

（1）单侧臀部包扎：适用于臀部外伤。将三角巾折成燕尾式，燕尾夹角朝下正对大腿外侧，大片在伤侧臀部压住前面的小片，顶角结带与底边中央分别绕腰腹部到对侧打结，两底角包绕伤侧大腿根部打结。

（2）膝部（肘部）带式包扎：将三角巾折叠成适当宽度的带状，将中段斜放于伤部，两端向后缠绕，反回时分别压于中段上、下两边，包绕肢体一周打结。

（3）三角巾手（足）包扎：三角巾展开，手指或足趾尖对向三角巾的顶角，手掌或足平放在三角巾的中央，指缝或趾缝间插入敷料，将顶角折回，盖于手背或足背，两底角分别折成菱形后，围绕手背（腕部）或足背（踝部）围一圈后，在手背或足背打结。

（4）绷带上肢、下肢螺旋形包扎：适用于上、下肢除关节部位以外的外伤。先在伤口敷料上用绷带环绕两圈，然后从肢体远端绕向近端，每缠一圈盖住前圈的 1/3 ~ 1/2 成螺旋状，最后剪掉多余的绷带，然后胶布固定。

（5）绷带肘、膝关节 8 字包扎：适用于肘、膝关节及附近部位外伤。先用绷带一端在伤处的敷料上环绕两圈，然后斜向经过关节，绕肢体半圈再斜向经过关节，绕向原开始点相对处，再绕半圈回到原处。这样反复缠绕，每缠绕一圈覆盖前圈的 1/3 ~ 1/2，直到完全覆盖伤口。

（三）固定

（1）固定术不仅可以减轻伤员的痛苦，同时能有效地防止因骨折断端移动损伤血管、神经等组织造成的严重继发损伤，因此，即使离医院再近，骨折伤员也应该先固定再运送。

（2）操作要点：急救固定目的不是骨折复位，而是防止骨折端移动，所以刺出伤口的骨折端不应该送回。固定时动作要轻巧，固定要牢靠，松紧要适度，皮肤与夹板之间要垫适量的软物。

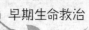

（3）固定材料

①木制夹板：有各种长短规格以适合不同部位需要，外包软性敷料，是以往最常用的固定器材。

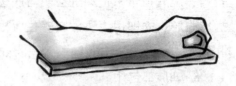

②其他材料：如特制的颈部固定器、股骨骨折的托马氏固定架、紧急时就地取材的竹棒、木棍、树枝等等。

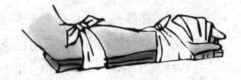

③负压气垫：为片状双层塑料膜，膜内装有特殊高分子材料，使用时把片状膜包裹骨折肢体，使肢体处于需

图 11 - 3　固定材料

要固定的位置，然后向气阀抽气，气垫立刻变硬达到固定作用。（图 11 - 3）

（4）头部固定

下颌骨折固定：方法同头部十字包扎法。

（5）胸部固定

①肋骨骨折固定：方法同胸部外伤包扎。

②锁骨骨折固定：将二条四指宽的带状三角巾，分别环绕两个肩关节，于背后打结，再分别将三角巾的底角拉紧，在两肩过度后张的情况下，在背后将底角拉紧打结。

（6）四肢骨折固定

①肱骨骨折固定：用二条三角巾和一块夹板先将伤肢固定，然后用一块燕尾式三角巾中间悬吊前臂，使两底角上绕颈部后打结，最后用一条带状三角巾分别经胸背于健侧腋下打结。

②肘关节骨折固定：当肘关节弯曲时，用二条带状三角巾和一块夹板把关节固定。当肘关节伸直时，可用一块夹板、一卷绷带或一块三角巾把肘关节固定。

③桡、尺骨骨折固定：用一块合适的夹板置于伤肢下面，用二块带状三角巾或绷带把伤肢和夹板固定，再用一块燕尾三角巾悬吊伤肢，最后再用一条带状三角巾两底边分别绕胸背于健侧腋下打结固定。

④手指骨折固定：利用冰棒棍或短筷子作小夹板，另用二片胶布作黏合固定。若无固定棒棍，可以把伤肢黏合固定在健肢上。

⑤胫、腓骨骨折固定：与股骨骨折固定相似，只是夹板长度稍超过膝关节就可。

⑥股骨骨折固定：用一块长夹板（长度为从伤员腋下至足跟）放在伤肢外侧，另用一块短夹板（长度为从会阴至足跟）放在伤肢内侧，至少用四条带状三角巾，分别在腋下、腰部、大腿根部及膝部分别环绕伤肢包扎固定，注意在关节突出部位要放软垫。若无夹板时，可以用带状三角巾或绷带把伤肢固定在健侧肢体上。

（7）脊柱骨折固定

①颈椎骨折固定：伤员仰卧，在头枕部垫一薄枕，使头颈部成正中位，头部不要前屈或后仰，再在头的两侧各垫枕头或衣服卷，最后用一条带子通过伤员额部固定头部，限制头部前后左右晃动。若有专业人员使用的颈托固定就既快又可靠。

②胸椎、腰椎骨折固定：使伤员平直仰卧在硬质木板或其他板上，在伤处垫一薄枕，使脊柱稍向上突，然后用几条带子把伤员固定，使伤员不能左右转动。

（8）骨盆骨折固定　将一条带状三角巾中分放于腰骶部绕髋前至小腹部打结固定，再用另一条带状三角巾中分放于小腹正中绕髋后至腰骶部打结固定。

（9）异物固定　当异物例如刀、钢条、弹片等刺入人体时，不应该在现场拔出，这样有大出血的危险，要把异物固定，使其不能移动引起继发损伤。

（四）搬运

1. 操作要点

搬运伤员与搬运物体不一样，需要结合伤情，否则会引起伤员不适甚至危害。搬运时要能随时观察伤情，一旦病情变化可立即抢救。

2. 搬运体位

（1）颅脑伤伤员：使伤员取侧卧位，若只能平卧位时，头要偏向一侧，以防止呕吐物或舌根下坠阻塞气道。

（2）胸部伤伤员：使伤员取坐位，有利于伤员呼吸。

（3）腹部伤伤员：使伤员取半卧位，双下肢屈曲，有利于放松腹部肌肉，减轻疼痛和防止腹部内脏脱出。

（4）脊柱伤伤员：使伤员一定要保持平卧位，应该由多人平托法搬运，

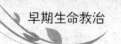

同时抬起，同时放下。千万不能双人拉车式或单人背抱搬运，否则会引起脊髓损伤以至造成肢体瘫痪。

3. 操作方法

（1）徒手搬运不需要任何器材，在狭小地方往往只能用此方法。

单人背法搬运：让伤员双上肢抱住自己的颈部，伤员的前胸紧贴自己的后背，用双手托住伤员大腿中部。适用于体重较轻及神志清楚伤员的搬运。

单人抱法搬运：将伤员一上肢搭在自己肩上，然后一手抱伤员的腰，另一手肘部托起大腿，手掌部托其臀部。适用于体重较轻及神志不清的伤员的搬运。

双人拉车式：一人双上肢分别托住伤员的腋下，另一人托住伤员的双下肢，适用于非脊柱伤病人的搬运。

多人平托法搬运：几个人分别托住伤员的颈、胸腰、臀部腿，一起抬起，一起放下。适用于脊柱伤伤员。

（2）器材搬运

担架搬运：担架虽是搬运伤员的主要工具，但因太长，一般家庭不易使用。

其他器材：可用椅子、毯子、木板等进行，要注意看护伤员或扎好安全带，防止翻落，上下楼梯时尽可能使伤员体位接近水平，并使伤员的头部略高位。

4. 注意事项

保护伤病员，不能使伤病员摔下。由于搬运时常需要多人，所以要避免用力先后或不均衡，较好的方法是由一人指挥或叫口令，其他人全心协力。

预防伤病员在搬运中继发损伤。重点对骨折病人，要先固定后搬运，固定方法见外伤固定术。

防止因搬运加重病情。重点对呼吸困难病人。搬运时一定要使病人头部稍后仰开放气道，不能使头部前屈而加重气道不畅。

保护自身腰部。搬运体重较重伤病员时，会发生搬运者自身的腰部急性扭伤，科学的搬运方法是搬运者先蹲下，保持腰部挺直，使用大腿肌肉力量把伤病员抬起，避免弯腰使用较薄弱的腰肌直接用力。

避免自身摔倒。有时搬运伤病员要上下楼，或要经过较高低不平的道路，或路滑的地方，所以一定要一步步走稳，避免自身摔倒，既伤了自己又会祸及伤病员。

轴位翻身，4个人，指挥者1人（通常是控制气道或颈部的人），掌握时间，指令明确。

七、胸腔穿刺术

1. 目的

明确胸腔内有无气体、血液或其他积液，并明确气胸的压力，积液的性质；抽液和抽气可减轻对肺脏的压迫，促使其膨胀；也可穿刺给药等。在急诊，胸腔穿刺术是各种原因特别是胸外伤所致血、气胸常用的诊断和治疗手段。

2. 术前准备

术前患者应进行胸部X线和超声波检查，确定胸腔内有无积液或积气，了解液体或气体所在部位及量的多少，并标上穿刺记号。

器械与药物：无菌胸腔穿刺包（内装有穿刺针、注射器及针头、血管钳；洞巾、玻璃接头及橡皮管、试管、清洁盘及纱布等）、消毒手套、抗凝剂、量筒、容器、1%～2%普鲁卡因等。

3. 操作方法

体位患者多取坐位。面向椅背，两手交叉抱臂，置于椅背，头枕臂上，使肋间隙增宽；不能坐起者，可采取半卧位，举起患侧上臂。

穿刺部位选择叩诊实音、呼吸音消失的部位作为穿刺点，一般常选腋后线与肩胛下角线之间第7～9肋间；或采用超声波检查所定之点。（图11-4）

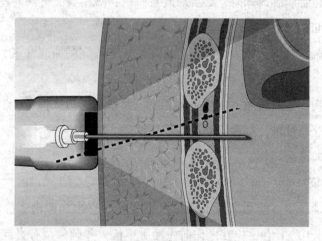

图11-4　胸腔穿刺术

4. 操作步骤

（1）穿刺点局部常规消毒，术者戴消毒手套，铺洞巾，用1%～2%普鲁卡因逐层麻醉至胸膜。

（2）检查穿刺针是否通畅，与穿刺针连结的乳胶管先用血管钳夹住，准备穿刺。

（3）术者左手固定穿刺点皮肤，右手持穿刺针沿肋骨上缘缓慢刺入至阻力突然消失，将注射器接上，松开止血钳，抽吸胸液，助手协助用血管钳固定穿刺针，并配合松开或夹紧乳胶管。

（4）需向胸腔内注药时，在抽液后将稀释好的药液通过乳胶管注入。

（5）穿刺完毕，拔出穿刺针，盖以无菌棉球及纱布，用胶布固定。

（6）抽出的胸液，根据病情需要分别送检。

5. 注意事项

抽吸液体时不可过快、过多，第一次抽吸液量不超过700ml，以后每次一般不超过1000ml。

局部麻醉应充分，固定好穿刺针，避免刺破肺组织。夹紧乳胶管避免气体进入胸腔。

穿刺过程中患者出现头晕、面色苍白、出汗、心悸、气短时，立即停止操作并给予适当处理。

抽液后患者应卧床休息，必要时复查胸透，观察有无气胸并发症。

6. 适应证

创伤性血、气胸；张力性气胸；自发性气胸等穿刺抽液（气），以减轻肺组织压迫。

急性脓胸，抽吸排脓，治疗胸腔感染，并作病原学检查。

诊断性穿刺抽液，以确定胸膜腔积液性质。

胸膜腔内注射药物。

7. 禁忌证

无绝对禁忌证。应用抗凝剂或凝血机制障碍有出血倾向者应慎用；血小板计数 $<50 \times 10^9/L$ 者，应在操作前先输血小板。穿刺部位有炎症、肿瘤，患有严重的肺结核、大咯血为相对禁忌证。

八、胸腔闭式引流术

1. 目的

胸腔闭式引流术是急诊的基本技术操作，主要目的是排除胸膜腔内的气体和（或）液体，恢复胸膜腔内的正常负压，使肺完全复张，恢复肺功能。（图 11 – 5）

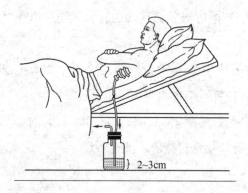

图 11 – 5　胸腔闭式引流

2. 与胸腔穿刺相比，其优点为

（1）避免反复多次胸腔穿刺；

（2）避免发生张力性气胸；

（3）动态观察胸腔内有无活动性出血及出血量；

（4）避免穿刺针刺破肺脏产生气胸；

（5）能使胸腔积液或感染得到持续、充分引流；

（6）能使肺脏迅速充分复张。

3. 操作方法

术前先做普鲁卡因皮肤过敏试验（如用利多卡因，可免作皮试），并给予肌内注射苯巴比妥钠 0.1g。

患者取半卧位（生命体征未稳定者，取平卧位）。积液（或积血）引流选腋中线第 6 ~ 7 肋间进针，气胸引流选锁骨中线第 2 ~ 3 肋间。术野皮肤以碘酊、酒精常规消毒，铺无菌手术巾，术者戴灭菌手套。

4. 操作方法

局部浸润麻醉切口区胸壁各层，直至胸膜；沿肋间走行切开皮肤 2cm，沿肋骨上缘伸入血管钳，分开肋间肌肉各层直至胸腔；见有液体涌出时立即置入引流管。引流管伸入胸腔深度不宜超过 4～5cm，以中号丝线缝合胸壁皮肤切口，并结扎固定引流管，敷盖无菌纱布；纱布外再以长胶布环绕引流管后粘贴于胸壁。引流管末端连接于消毒长橡皮管至水封瓶，并用胶布将接水封瓶的橡皮管固定于床面上。引流瓶置于病床下不易被碰倒的地方。

5. 适应证

外伤性血气胸，影响呼吸、循环功能者；气胸压迫呼吸者。

6. 使用物品

手术器材胸腔闭式引流手术包、消毒大头（蕈状）导尿管或直径 8～10mm 的前端多孔硅胶管、消毒水封瓶一套。

穿刺闭式引流时需直径 4mm、长 30cm 以上的前端多孔硅胶管，直径 5mm 以上的穿刺套管针、水封瓶等，消毒备用。

7. 注意事项

（1）如系大量积血（或积液），初放引流时应密切监测血压，以防病人突然休克或虚脱，必要时间断施放，以免突发危险。

（2）注意保持引流管畅通，不使其受压或扭曲。

（3）每日帮助患者适当变动体位，或鼓励病人作深呼吸，使之达到充分引流。

（4）记录每天引流量（伤后早期每小时引流量）及其性状变化，并酌情 X 线透视或摄片复查。

（5）更换消毒水封瓶时，应先临时阻断引流管，待更换完毕后再重新放开引流管，以防止空气被胸腔负压吸入。

（6）如发现引流液性状有改变，为排除继发感染，可作引流液细菌培养及药敏试验。

（7）拔引流管时，应先消毒切口周围皮肤，拆除固定缝线，以血管钳夹住近胸壁处的引流管，用 12～16 层纱布及 2 层凡士林纱布（含凡士林稍多为佳）覆盖引流口处，术者一手按住纱布，另一手握住引流管，迅速将其拔除。并用面积超过纱布的大块胶布，将引流口处的纱布封贴在胸壁上，48～72h 后可更换敷料。

九、心包穿刺术

1. 适应证

心包炎伴积液需确定病因者；大量积液有心包压塞症状者。

2. 禁忌证

以心脏扩大为主而积液少者不宜进行。

3. 术前准备

术前对患者询问病史、体格检查、心电图、X线及超声波检查，确认有心包积液，用超声波确定穿刺部位。

器械与药物：无菌心包穿刺包、消毒手套、量筒、容器、1%~2%普鲁卡因及需用的药物等。

4. 操作方法

（1）体位根据病情取坐位或半坐位。

（2）穿刺部位有两种进针部位。

胸骨下穿刺：取胸骨剑突与左肋弓交点处为穿刺点。穿刺方向与腹前壁成45°角，针刺向上、后、中，缓慢推进，边进针边抽吸，至吸出液体时即停止前进，以免触及心肌或损伤冠状动脉。

心包区穿刺：于左第五或第六肋间隙，心浊音界内侧，针自下向上后方刺人心包腔。

（3）操作步骤皮肤常规消毒、麻醉、穿刺前检查器械是否正常完好，针头、空针及乳胶管是否通畅均与胸腔穿刺相同，抽出液体后，局部盖以纱布，胶布固定。抽出液体根据需要分别作细胞学，细菌学及生化检查。

5. 注意事项

（1）有条件者应在心电图监视下进行，发现异常时酌情处理或停止操作。

（2）穿刺过程中患者不要咳嗽或深呼吸。

（3）抽液过程中应注意随时夹闭胶管，以免空气进入心包腔，抽液速度要慢，首次抽液不超过500ml。为减轻急性心包压塞症状可抽500~1000ml，抽液时过快可导致心脏急性扩张或回心血量过多而引起肺水肿。

（4）术后静卧，每半小时测一次脉搏、血压，共4次，以后每小时1次，

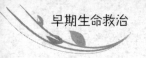

共观察24h。

十、射频消融术

1. 射频消融的功能主治

射频消融手术主要用来旁道，双径路引起的心动过速（根治率在98%以上）还可以治疗室速，房速，房扑，房颤，频发期前收缩等。

2. 射频消融手术的机制

利用射频电流（频率为100kHz～1.5MkHz的正弦交流电）通过心肌组织时产生电磁热，导致组织温度升高，脱水，造成心肌凝固性坏死，以破坏异常传导路径而达到治疗心动过速的目的。

3. 操作方法

穿刺插管技术（以股静脉为例）一般选用右侧股静脉，腹股沟常规消毒，用左手中、食、无名指轻触及股静脉。以股静脉为标记，在腹股沟下侧2cm，股静脉内侧1cm处，用1%～2%利多卡因进行局部麻醉，与皮肤成30°－45°进针，直至整个穿刺针进入皮下或针头碰触骨骼，不能继续进入（针穿透股静脉）。小心慢慢后退穿刺针，一旦进入股静脉内，可见暗红色静脉血缓缓流出，经针孔放入指引导丝。退出穿刺针，保留导丝，在导丝进皮处，用手术刀轻轻切开皮肤，经导丝插入静脉鞘，退出导丝和内鞘，经外鞘内腔放入电极导管。参照X线透视下导管位置和记录仪心内心电图形可确定导管位置是否正确。

4. 常用穿刺部位

穿刺右股静脉，经过下腔静脉：用来放HRA、HBE、RV等导管。

穿刺左锁骨下静脉，经过上腔静脉用来放CS导管。

穿刺右股动脉，逆行经过主动脉、右室用来放大头导管到左室（消融左侧旁道）。

5. 射频消频手术中用到的器械

（1）穿刺针。

（2）导丝：有长导丝和短导丝（1F＝0.33mm）。

（3）鞘管：包括内鞘和外鞘，按用途分为动脉鞘和静脉鞘；按其外径粗细分为5F，6F，7F，8F（其中6F＝2mm）。

（4）射频消融导管。

6. 射频消融导管分类

（1）按外径粗细分为：5F、6F、7F、8F，（1F＝0.33mm，和鞘管大小配套使用）。

（2）按远端（插入心脏的一端）的弯度分为：蓝导管、红导管、黄导管、蓝加硬导管、红加硬导管、黄加硬导管。

（3）按其用途分三种。

标测导管：常用来标测 HRA、HBE、RVA，也可用来标测冠状窦，一般为四极导管。

冠状窦导管：冠状窦是最大的心脏静脉，位于左房和左室间的冠状沟，流入右心室。

大头导管：因为导管的第一个电极表面积是一般电极的 4 倍（电极宽度为 4mm），所以叫大头导管。用该极放电手术成功率比一般电极高。该导管既可用来看波形，又可以用来放电，通过射频转换盒进行切换。

手术中常用蓝大头，红大头，黄大头和蓝加硬大头或其他加硬大头导管。

射频消融导管的电性能必须保证其电阻不小于 6 欧姆。

7. 射频手术中可能用到的其他器械

射频手术中可能用到 SWARTZ 鞘，该鞘既有一般鞘管作用，又有导引管的作用，可用来支撑导管，使导管很好的贴靠心肌组织，提高标测和放电效果，从而缩短时间，提高手术成功率。另外，射频消融手术中还可能用到房间隔穿刺针，当病例是左侧旁道时，导管大头既可以通过股动脉到达左心房，也可以通过穿刺房间隔到达左心房（特别是病人主动脉瓣有病变时）。

8. 射频消融所用的药品

盐酸利多卡因（局部麻醉用）；肝素（抗凝血）；异丙肾上腺素；急救药品等。

9. 射频消融手术所用的医疗设备

X 光机；电生理记录仪；射频机；刺激仪；除颤仪（备用：手术中病人发生恶性心动过速和药品不能终止的心动过速）等。

10. 射频消融手术基本过程

（1）穿刺部位消毒、盖手术单。

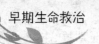

（2）穿刺、下导管。

（3）电生理检查，找靶点：用刺激仪诱发心动过速，然后用电极同步记录心电活动，找出心动过速中发生电活动的部位，即心动过速的起源点，就是大头消融的靶点。

（4）放电，直到心电图改变，用刺激仪继续刺激，若能诱发心动过速，重新标测，放电；否则观察 15 分钟，病人无异常情况，手术成功，撤出导管和内鞘，压迫穿刺部位，观察 15～20 分钟。

（5）包扎伤口，手术结束。

11. 电生理记录仪的作用

导管的定位；病变部位的判断；靶点部位的定位；手术成功与否的判断。

第五节　早期生命救治生理指标

1. 优先处理项

第一优先：呼吸速率＜10 次/分钟或＞29 次/分钟；血液循环脉搏＞120 次/分钟；毛细血管再充血＞2 秒；清醒程度：不能回答问题或按指令执行。

第二优先：清醒程度（能回答问题或按指令执行）。

第三优先：伤者可以行走。

2. 严重诊断

第一严重诊断：可预见性的致死性损伤，心脏破裂，开放性颅脑损伤，血气胸，张力性气胸、肝、脾、胰的五级损伤等等。

第二严重诊断：各种严重内脏损伤，如肝胆脾胰 3～4 级损伤、大静脉损伤、血气胸、颅内血肿、脊髓损伤、2～5 级胃肠道损伤、3～5 级泌尿系统损伤等。

第三严重诊断：浅表肌肉损伤、单纯骨损伤、低级别内脏损伤。

3. 创伤分级

创伤分级救治即是在治疗时，以患者损伤严重程度、占用医疗资源多少以及对救治手段的不同要求为基点、分清轻重缓急，从严重创伤到一般创伤，从迅速致命伤到一般损伤依次鉴别处理的方式；意在救治时抓住威胁患者生命的主要矛盾，最大可能使危重病人得到优先救治，达到提高抢救率、降低致残率的目的，重点是强调对严重创伤、多发伤、复合伤的及时有效治疗。是提高医疗质量的基础。（表 11 –2）

表 11 – 2　创伤严重程度评估

	分检指标	严重程度诊断	创伤评估	处置时限	医疗资源使用	抢救手段
1	Immediate care (life in danger)	心脏破裂、大血管损伤、张力性气胸、颅脑开放性损伤	ISS >4 分 APACHE Ⅱ（ >55 <71）	白金、黄金时间段处置	3 人以上抢救组需使用 CPR、心电监护、呼吸机、除颤仪等	CPR 紧急手术损伤控制手术
2	Delayed care (serious but life not in danger)	各种严重内脏损伤，如肝胆脾胰 3 ~ 4 级损伤、大静脉损伤、血气胸、颅内血肿、脊髓损伤、2 ~5 级胃肠道损伤、3 ~ 5 级泌尿系统损伤等。	ISS >3 分 APACHE Ⅱ（ >55 <71）	限时处理	3 人以上抢救组可能会使用心电监护、呼吸机等	限时手术
3	Minimal care (walking wounder)	浅表肌肉损伤、单纯骨损伤、低级别内脏损伤	ISS <3 分 APACHE Ⅱ（ <55）	非限时处理	3 人以下可能不使用用心电监护、呼吸机等	非限时手术

第六节　损伤控制

1. 概念

这一理论给部分没有生存机会的严重创伤者带来了生存的希望，为临床医师提供了抢救严重伤、多发伤、新思维和新策略。

2. 损伤控制外科（DCS）经典三部曲

早期简化手术（DCO）、复苏、确定性手术。

传统的创伤外科手术对于严重复杂的创伤，患者处于休克状态并且继续出血，如果进行复杂耗时的修补、重建手术，往往会加重患者的生理紊乱和病情。

3. 创伤控制手术的必要性

严重多发伤伤员处于生理功能耗竭状态。最突出的表现是大出血等，使患者很快出现低体温、低凝血、酸中毒，构成所谓死亡三联征，这就是所谓的死亡三角。

4. 损伤控制手术适应证

大多数严重多发伤按常规手术方式处理，并不需要采取－复苏－计划再手术模式处理。只有少数伤员生理潜能临近或已达极限，虽然技术上能达到创伤一期修复和重建，但生理潜能临近耗竭，做大而复杂的外科手术则超过伤员的生理潜能极限，必须采取 DCO 处理模式。应急手术处理模式适应证不同于一般创伤手术适应证。

5. 环境因素

（1）战事。

（2）不具备实力的基层医院。

（3）院外现场。

6. 生理潜能耗竭是严重多发伤机体的主要表达

（1）血流动力学不稳定。

（2）低血压。

（3）心动过速或心动过缓。

（4）精神状态异常、烦躁、反应迟钝、昏迷者。

以上均可为 DCO 指征，但结果并非令人满意，目前国内外的选择标准主要考虑复苏和手术时间以危险因子两方面。①复苏和手术时间 > 90 分钟。②危险因素：严重代谢性酸中毒（pH < 7.30）；低体温（T < 35℃）；凝血机制紊乱，非机械性出血；输血量 > 10U。但一般认为以生理潜能参数作为选择 DCO 适应证多为时已晚。

7. 创伤类型，DCO 的决定应以创伤类型为主

（1）创伤机制：高动能躯干钝性创伤；多发性躯干穿透伤。

（2）损伤复杂性：大血管伴多脏器损伤；多体腔内致命性大出血。

（3）复杂脏器损伤：复杂胸部心脏血管伤；严重肝及肝周血管伤；复杂胰、十二指肠伤；骨盆血肿破裂和开放性骨折。

严重创伤病人的急救，应在事发现场开始，由院前急救人员实施，包括给严重伤员保温。伤员到达急救室后，更应给予积极的保温，对明显低体温的伤员，还应静脉输入温热的液体和血液。在此复苏初期即应决定实施 DCO，较在术中才决定采用这一方案为好。

8. 控制出血，暂时性控制出血

1894 年 Kusnetzoff 首先使用填塞止血。

出血点压迫止血：避免盲目血管钳夹止血。

血管腔外气囊压迫止血：为控制周围血管伤、肝脏贯通伤出血有效的止血方法，可采用 Foley 导管。

暂时性血管阻断：暂时性腹主动脉控制；选择性阻断损伤脏器血管止血；控制严重肝出血、脾出血、肾创伤出血。

9. 暂时性血管腔内转流

（1）方法：快速方便地插入一血管腔内转流导管暂时连接损伤血管近、远端，维持血管畅通和止血。

（2）用途：用于颈动脉、髂总动脉、股动脉、腘动脉损伤、肠系膜上动脉损伤。

（3）血管损伤修复止血法如下。

侧壁修补：适用于胸、腹及四肢大血管非横断及血管壁失活的侧壁血管伤。

血管结扎：大出血严重危及生命情况下，损伤血管结扎是唯一可选择的救命手术。

动脉结扎：损伤动脉结扎带来缺血性损伤，四肢动脉干结扎带来筋膜间隙综合征、截肢；颈内动脉结扎可带来偏瘫危险。应予高度关注。特别提醒：每一位临床医师都应该了解动脉结扎的风险系数。（表 11 - 3）

表 11 - 3 动脉伤结扎止血危险系数评估

动脉	危险系数（%）	动脉	危险系数（%）
颈外动脉	0	肝总动脉	0
颈内动脉	>95	肝固有动脉	>10
锁骨下动脉	0	右肝动脉	>10
髂总动脉	>50	左肝动脉	0
髂内动脉	0	脾动脉	0
髂外动脉	>95	右肾动脉	>90
股浅动脉	>95	左肾动脉	>90
肠系膜上动脉	>95	肠系膜西动脉	>5

静脉结扎：严重多发伤员生理潜能接近或出现耗竭状况下，耗费时间做

一条肢体损伤静脉修复重建是不合理的。可用于锁骨下静脉、髂总静脉、下腔静脉、门静脉损伤。为了控制大出血，结扎相应的静脉可拯救生命。但结扎后肢体肿胀，下半身、第三间隙大量体液扣押。有报道门静脉结扎治疗门静脉损伤生存率10%，所以应当谨慎使用。Moor 报道门静脉结扎治疗门静脉损伤生存率10%，因此，动静脉结扎，尽可能慎重。同时强调要充分体液复苏。

10. 控制污染

（1）主要污染源是消化道的污染，即胃、十二指肠、小肠、结肠等破裂时内容物溢入腹腔。

（2）处置方法：修补、造瘘，紧急时可钳夹，简易关胸、腹。可应用硅胶补片、巴德补片暂时关闭胸、腹腔。

（3）ICU 复苏：严重创伤病人 DCO 完成后应立即送入急诊 ICU 处理。其主要任务为：恢复血容量，维持血流动力学稳定。迅速输入晶体液 1~2L，血浆、全血、洗涤红细胞等。在临床上我们认为足量的血浆输入是优选。应用拟肾上腺能药物，增强心肌收缩力。如多巴胺等。

指标：红细胞压积大于 0.35；右心室舒张末容积指数维持在 90~120ml；心脏指数大于 3.5L/min；混合静脉血氧饱和度大于 65%~70%；动脉血氧饱和度大于 94%。

11. 复温

保持室温（>21℃），复温输血、输液。

机体复温：利用加热器，电热毯。

呼吸道复温：暖湿气体呼吸支持。

12. 纠正凝血机制紊乱

（1）国外报道采用打包式组方：洗涤红细胞－新鲜冷冻血浆－血小板比例为 5:1:4（IU）。

（2）纤维蛋白原。

（3）冷沉淀。

（4）目标：BT、PT、PPT 检测恢复正常；血小板计数大于 10000/mm^3。

13. 纠正代谢性酸中毒

（1）低灌流状态代谢性酸中毒治疗的基本原则是扩容，提高红细胞压积和血红蛋白浓度、提高动脉氧分压、提高碱储备。提高氧输送，减低氧耗是纠正酸中毒的重要手段。

（2）快速输入晶体液全血红细胞；使心脏指数大于 3.5L/min，红细胞压积大于 0.35。

（3）提高吸入氧浓度，采用呼气终末正压呼吸，减少肺内分流；使动脉血氧饱和度大于 94%。

（4）补充碳酸氢钠：使动脉 pH 恢复正常。

（5）ICU 的复苏过程当中，我们还要特别重视抗生素的使用和器官功能的支持。

14. 复苏终止

低体温，酸中毒，凝血功能障碍相互影响，其正向转归决定复苏时间，三者之间体温的尽早恢复显得更为重要。临床上复苏的终点常定为：乳酸水平 <2.5mmol/L；碱剩余 ≥4mmol/L；中心体温 >35℃；凝血酶原时间国际标准化比值 <1.25。

15. 确定性手术

（1）手术时机：待伤员生理功能基本恢复正常后，即可按计划性确定性手术。

（2）手术最佳窗口时间：Johnson 等认为，在第一次救命手术后 24 ~ 48 小时的"窗口期"是实施第二次计划性手术的最佳时机。理由：代谢紊乱得以纠正；SIRS、MODS 尚未形成。

（3）简单的纱布填塞止血可以作为一种急救治疗手段，但作为损伤控制病案来讲，严重程度能否纳入损伤控制的标准案例是值得商榷的，极有可能是一种伪案例。

16. 损伤控制与复苏的目的

（1）减轻额外打击。

（2）创造后续治疗条件。

（3）追求"治疗成功"而不是"手术成功"。